Christiane Maria Völkner

Geistiges Heilen
Was es ist und wie es wirkt

Ein Lehrbuch

Bibliografische Information der Deutschen Nationalbibliothek
Die Deutsche Nationalbibliothek verzeichnet diese Publikation in der Deutschen Nationalbibliografie; detaillierte bibliografische Daten sind im Internet über dnb.d-nb.de abrufbar.

Christiane Maria Völkner

Geistiges Heilen
Was es ist und wie es wirkt
Ein Lehrbuch

ISBN 978-3-8391-1428-5

Herstellung und Verlag: Books on Demand GmbH, Norderstedt

Lektorat: Cornelia Röhlich
Foto: Gudrun-Holde Ortner

Unter www.geistiges-heilen-lehrbuch.de finden Sie weitere Informationen und Fotogalerien zum Lehrbuch.

Inhaltsverzeichnis

Vielen Dank

Als Schulmedizinerin steht meine ärztliche Tätigkeit auf naturwissenschaftlicher Basis, verbunden mit dem Wunsch, Gesundheit für die PatientInnen zu erreichen.

Bei Christiane Maria Völkner machte ich 2007 die Ausbildung in Geistigem Heilen. Das Geistige Heilen erlebe ich seither als wunderbare Erweiterung und Ergänzung meines ärztlichen Wissens und Könnens.

Geistiges Heilen lässt mich das seelische Leid hinter der Krankheit besser erkennen. So kann ich besser verstehen, was die Seele mitteilen möchte, was sie krank macht und dem Patienten helfen, Heilungsblockaden zu lösen.

Die bewusste Verbindung zur geistigen Heilungsenergie und zur Erde hilft mir außerdem persönlich sehr für meinen eigenen „Energiehaushalt“. So zehrt mich meine Arbeit nun nicht mehr so aus wie früher, und ich bin in meiner Arbeit belastbarer und effizienter geworden.

Ich bin Christiane Maria Völkner sehr dankbar, dass sie mir (und vielen anderen) auf so einfache und doch kraftvolle Weise die Arbeit als Geistheilerin nahe bringt.

Ich wünsche mir, dass viele Menschen wieder Zugang zu diesem Potential bekommen, um sich und andere bei der Heilung zu unterstützen.

Muriel Sobiray

Ärztin (Psychotherapie), Göttingen (www.muriel-sobiray.de)

Vorwort

Danke, danke, danke!

Mit klaren Worten ermutigt Christiane Maria Völkner die Leser, in der Wahrnehmung ihrer inneren Aufrichtung zu leben.

Sie zeigt geeignete Übungen, die zur vollendeten Aufrichtung und Aufrichtigkeit des Menschen führen können. Mit einer sanften Technik führt sie uns ins eigene Zentrum, wo wir uns wirksam mit Himmel und Erde verbinden, die Fülle und Geborgenheit genießen und zu Schöpfern in der Welt der unbegrenzten Möglichkeiten erwachen können.

Wenn wir uns so als Ganzheit - als vollendetes göttliches Geschenk - erleben, erwächst daraus die innere Haltung von Dankbarkeit. Die Seele findet Heimat im Körper und dieser in der Welt.

Das Rosenkreuz der Elemente wird ins Herz gebracht. Hier kann sich die Weiblichkeit in Männern wie in Frauen selbst sinnend in die Lichte der Selbstliebe heilen. "Liebe Deinen Nächsten wie Dich selbst". Yowea beschreibt ein vergessenes inneres Gewand mit dem frau/man sich gerne ausgekleidet fühlt.

Der Channel Yowea hebt bisher wenig zugängliche Informationen ins Bewusstseinslicht und macht Mut, auch die körperliche Ganzheit in der Spiritualität mit einzubeziehen.

In dem vorliegenden Buch „Geistiges Heilen“ offenbart sie uns die verschleierte Weisheit uralter Heilungsmysterien. Unter anderem erinnert sie daran, dass der Mensch in allen seinen Teilen ein tanzendes Wesen ist und zeigt ihm den Weg heraus aus der Geh-wohnheit, die uns am meisten fesselt.

Danke, danke, danke!

Dr. med. Hans-Peter Greb

www.godo-vision.de

Mit fröhlichen Füßen

Happy GODO

Peter

Liebe Leserin, lieber Leser!

Dieses Buch ist für Sie gedacht. Richtig! Nur deshalb haben Sie es in der Hand.

Es ist ein ungewöhnliches Erfolgskonzept für Ihre Gesundheit und Ihr Lebensglück. Sie werden staunen, wie leicht Sie Ihr Leben aus Engpässen heraus in neue Bahnen lenken können.

Bevor Sie weiterlesen, erden Sie sich, indem Sie jetzt mit Ihren Fußsohlen, ganz besonders mit Ihren Fersen, leicht auf dem Boden trommeln.

Spüren Sie den Kontakt zur Erde? Nun öffnen Sie Ihr Herz, indem Sie sanft mit einer Hand auf Ihren Brustkorb klopfen. Sagen Sie sich leise: „Ich liebe mich so wie ich bin."

Lesen Sie die folgenden Worte mit Herz und Verstand. Nehmen Sie das lebendige Wissen des Geistigen Heilens gut in sich auf und spüren Sie dabei hautnah, wie es ist zu wissen, dass Sie selbst Heilerin und Heiler Ihres Lebens sind.

Dieses Buch gibt Ihnen einen spirituellen Faden, mit dem Sie das Muster Ihres Lebens neu weben können. Nutzen Sie Ihre inneren Fähigkeiten, um Ihre Selbstheilungskräfte von Körper, Fühlen und Denken neu anzukurbeln.

Sie werden erstaunt sein, wie leicht es ist, die eigene innere Heilerkompetenz zu entfalten.

Die Wirbelsäule ist der rote Faden, der sich durch dieses Buch bewegt.

Die vom Steißbein bis zum Atlasgelenk aufgerichtete Wirbelsäule ist die einzigartige Zentralstation, von der sich das physische und spirituelle Netzwerk aller Körperfunktionen und spirituellen Verknüpfungen zum Kosmos ausdehnt.

Sie erhalten Antworten auf Fragen, die Sie sich vielleicht noch nie gestellt haben, denn viele Themen, die in diesem Buch beschrieben sind, wurden noch niemals veröffentlicht.

Ich zeige Ihnen Bilder, die so ungewöhnlich sind wie Engel, die mit Lederstiefeln fröhlich durchs Leben schreiten.

Diese Worte kann ich mir erlauben, denn schließlich sind wir alle Engel. Wir dürfen uns wieder daran erinnern, dass wir als Mensch gleichzeitig auch Erd-Engel sind, die mit ihrem höheren Bewusstsein alle Stationen des Lebens geistig heilen können.

Ich nehme Sie an die Hand, wenn wir gemeinsam diesen neuen ganzheitlichen Weg von Wegweiser zu Wegweiser für die Heilung von Geist, Seele und Körper beschreiten.

Christiane Maria Völkner

Einleitung

Meine eigene innere Reise

Es war im Jahre 1978, als ich plötzlich ohne Vorwarnung ein außerkörperliches Erlebnis hatte. Ich reiste mit meinem Astralkörper in den Kosmos. Das war kein Nahtoderlebnis.

Ich war in meiner Wohnung und hatte Musik aufgelegt, um ein bisschen zu tanzen.

Plötzlich blieb ich mitten in der Tanzbewegung stehen und spürte, wie ich aus meinem Körper hinausschwebte. Ich floss ins All, während mein Körper bewegungslos mit den Füßen auf dem Boden stehen blieb, ohne hinzufallen.

Ich schwebte und ruderte immer weiter in den Himmel. Die Luft war erfrischend kühl. Ich schwebte immer höher, bis ich mich einem bekannten Ziel näherte. Mir wurde bewusst, dass ich ins „Große Ganze" reiste. Mit einem Ruck war ich da, in meiner ureigenen kosmischen Wohnung. Diese Erkenntnis wurde mir spontan bewusst.

Ich sah alle Menschen und Wesen der Schöpfung. Jeder hatte seinen eigenen besonderen Platz im Kosmos. Alles war in Ordnung, Gut und Böse gab es dort nicht.

Und dann erkannte ich Gott. Ich erlebte ihn als ein unermessliches Licht der Liebe, das jeden Teil der Schöpfung durchströmte. Vergangenheit, Gegenwart und Zukunft existierten gleichzeitig.

Ein Weilchen später spürte ich, wie sich mir ein Engel näherte. Liebevoll zeigte er mir meinen eigenen Körper, wie er da unten auf der Erde bewegungslos stand. Alles war noch genauso, wie ich ihn verlassen hatte.

Es war ein schönes beruhigendes Gefühl, in dem mir bewusst wurde, dass alles Getrenntsein unseres Lebens nur eine Illusion war. In diesem Moment erkannte ich, dass alle Menschen gleichzeitig oben im Kosmos wie auch unten auf der Erde existierten.

Nachdem ich diese spirituellen Erkenntnisse aufgenommen hatte, fragte mich der Engel, ob ich auf die Erde zurückkehren möchte. Wenn ich zuvor manchmal den Wunsch verspürte, sterben zu wollen, so wurde mir in diesem Moment kristallklar bewusst, dass ich meine weitere Lebensreise dazu nutzen wollte, um tief in das Leben einzusteigen. Ich wollte in das Irdischste, nämlich bis in die Zellen meines Körpers hinein steigen. Das Leben bis in die Grundsubstanz der Materie hinein zu erforschen, das sollte mein neues Lebensziel sein. Mit dieser Vorstellung trat ich meine Reise zurück in den Körper an.

Als ich wieder voll in meinem Körper gelandet war, spürte ich, dass ich ein neues kosmisches Bewusstsein mitgebracht hatte. Ich bemerkte eine ungeahnte Wachheit in mir und war neugierig auf mein neues Leben.

Ganze kosmische Wissens-Bibliotheken hatte ich von meiner Reise mitgebracht, die es zu entschlüsseln galt. Mein Erlebnis war so ekstatisch, so kraftvoll und lebendig, dass ich es mit allen Menschen dieser Welt teilen wollte.

Mein spiritueller Berufsweg

Das Erlebnis meiner kosmischen Reise hatte mein ganzes Bewusstsein über das Leben so sehr verändert, dass ich mich auch beruflich neu orientierte.

Die Erforschung der Geheimnisse des Lebens wurde zu meinem Lebensweg und Lebensinhalt. Um meine spirituellen Erfahrungen in ein greifbares Konzept zu bringen, beschäftigte ich mich in den folgenden Jahren intensiv mit unterschiedlichen Disziplinen der spirituellen Transformationsarbeit.

Ich wurde ausgebildet für die folgenden Qualifikationen: Atemlehrerin, Reiki-Meisterin, Geistige Heilerin. Weiterhin absolvierte ich Fortbildungen in Körpersprache und Bewusstsein, Voice Dialogue, Improvisationstheater, Chakra-Singen, Licht- und Auraarbeit sowie Meditation.

Meine eigenen Erkenntnisse, verbunden mit herkömmlichen spirituellen Traditionen, haben meinen Lebensweg auf ungewöhnliche Weise geprägt und mich motiviert, neue energetische Methoden der Geistigen Heilung hervorzubringen.

Ich lehre, was ich erlebt habe und zeige Wege, die ich aus mir selbst heraus entwickelt habe. Meine Methoden tragen das Markenzeichen Yowea® und sind damit geschützt.

Geistiges Heilen nach der Yowea®-Methode ist ein ganzheitliches System, das gut strukturiert und leicht erlernbar ist.

Dieses Lehrbuch bietet eine fundierte Wissensgrundlage. Die Anwendung für den Feinschliff trainiere ich in meinen Ausbildungen individuell und professionell. Die einzelnen Lernschritte werden in der Gruppe ausführlich geübt und individuell besprochen.

Das Lehrbuch ist ein Einstieg in das Geistige Heilen mit praktischen Übungen. Wenn Sie beim Ausprobieren ein Feedback oder meine Unterstützung wünschen, können Sie gern ein Coaching dafür in Anspruch nehmen.

Nähere Informationen finden Sie auf meiner Webseite: www.geistiges-heilen-lehrbuch.de.

In den nun folgenden Kapiteln vermittle ich Ihnen das Know-how, um mit der Heilkraft der göttlichen Vollkommenheit durch „learning by doing“ zu arbeiten.

Ich führe Sie nun zu den wichtigsten Wegweisern des Geistigen Heilens nach der Yowea®-Methode.

1. Wegweiser

Was ist Krankheit und was ist Gesundheit?

Nach meiner kosmischen Reise im Jahre 1978 wusste ich, dass Krankheit, so realistisch sie auch erscheinen mag, nur eine manifestierte Illusion war.

Im Kosmos hatte ich erfahren, dass alle unsere Lebenssituationen vollkommen sind, denn kein Krümelchen des Lebens kann außerhalb der Ganzheit von Gott sein. Das göttliche Licht strömt immerwährend und gleichwertig in jede Lebenssituation, ob sie positiv oder negativ erscheint. Ich habe erfahren, dass Gott alles ist und dass Gott in allem existiert. Somit ist Krankheit nur ein anderer Ausdruck von Gesundheit. Es ist die Illusion der Abwesenheit von göttlicher Liebe.

Es empfiehlt sich nicht, Gesundheit erreichen zu wollen, weil Sie mit dieser Absicht den Gegenpol Krankheit aktivieren.

Streben Sie doch einfach göttliche Vollkommenheit an, anstelle von Gesundheit. Wenn Sie Vollkommenheit zum Ziel haben, dann löst sich das Unvollkommene - also Krankheit - im Energiekörper auf. Diese Erkenntnis des elementaren Heil-Seins ist die Basis meiner Geistheilungs-Methode.

Wenn Sie die Aufmerksamkeit auf Vollkommenheit richten, dann kann jedes elementare Teilchen der Schöpfung in die Einheit zurückkehren. Spontanheilungen sind keine reinen Zufälle der Natur.

Viele Menschen bekämpfen Krankheit wie einen Feind, der besiegt werden muss. Andere sehen in der Krankheit eine Lebenslektion, bei der die Heilung erst geschehen kann, nachdem die Aufgabe gelöst wurde. Sie betrachten Unfälle und Krankheiten als Geschenke des Lebens, um innerlich zu wachsen und zu reifen.

Ich persönlich habe erfahren dürfen, dass wir nur unser Bewusstsein ändern müssen, um das Hamsterrad des Leidens zu verlassen. Es ist überflüssig, zuerst zu leiden, um dann das Geschenk der Erkenntnis und der Gesundheit zu empfangen.

Wir wurden als vollkommene Wesen geboren, um auf der Erde Vollkommenheit zu erschaffen. Unvollkommenheit ist die Illusion der Trennung, ein Spiel, aus dem wir mit unserem Bewusstsein jederzeit aussteigen können. Wir alle tragen Engelskräfte in uns. Mit unseren Gedanken und Gefühlen können wir jederzeit eine neue Wirklichkeit erschaffen.

Mit dem vorliegenden Lehrbuch über Geistiges Heilen möchte ich Ihnen zeigen, wie auch Sie göttliche Liebe und Vollkommenheit in Ihrem Leben aktivieren können.

Geistiges Heilen ist der kosmische Funke, der die Selbstheilungskräfte an ihre göttliche Funktion und Vollkommenheit erinnert.

2. Wegweiser

Der innere Schlüssel zur Heilung

Sie haben von Gott einen freien Willen bekommen. Sie dürfen entscheiden, welche Realität Sie mit Ihrem freien Willen erschaffen wollen.

Ob Krankheit oder Gesundheit, Sie selbst stellen die Weichen für das, was Sie erfahren wollen.

Wenn Ihnen eine Fernsehsendung nicht gefällt, dann fragen Sie sich auch nicht, ob Sie die Lektionen dieser Veranstaltung schon verstanden und integriert haben. Vielmehr schalten Sie einfach auf ein neues Programm um, wenn Ihnen die Sendung missfällt. So simpel ist das auch mit Ihren Lebensentscheidungen.

Doch wo liegt dieser innere Knopf zum Umschalten?

Im Zentrum Ihres Herzens befindet sich Ihre magische Umschaltzentrale. Hier können Sie alle Lebensprogramme wandeln, sogar Ihre Krankheitsprogramme. Durch die Liebe Ihres Herzens bringen Sie alle Lebenserfahrungen zurück in die Vollkommenheit. Das ist einfach genial und genial einfach.

Diese Gesetzmäßigkeit gilt für **alle** Lebensbereiche. Worauf Sie sich konzentrieren, das gibt Ihnen Kraft. Sie müssen Ihre Probleme nicht unbedingt analysieren. Niemand braucht etwas aufzuarbeiten, was in Wirklichkeit nur ein Spielfilm der Illusion ist.

Liebe erschafft göttliche Vollkommenheit. Bewertung erzeugt schwingungsmäßig Trennung und damit auch Konflikte und Krankheit.

Vollkommenheit ist die neue Software für Heil-Sein. Das ist meine Methode des Geistigen Heilens.

Gern lade ich Sie ein, das Leben aus dieser Perspektive einmal ganz anders zu erleben. Die Zeit ist reif, dass dieses universelle Wissen für jeden einzelnen Menschen zugänglich wird.

3. Wegweiser

Der innere Computer

Stellen Sie sich die göttliche Heilkraft wie eine hochwirksame kosmische Software vor. Um diese neuen energetischen Informationen klar und rein zu empfangen zu können, müssen Sie auch Ihren inneren Computer aufrüsten.

Ohne die neuen Einstellungen des inneren Computers kommen Sie nicht in den vollen Genuss der kosmischen Energien. Die göttliche Heilkraft deutlich zu empfangen, ist der erste Schritt. Der zweite Schritt ist, die kosmischen Energien klar und rein durch den eigenen inneren Energiekanal zu leiten. Mit der Energie sicher und vielschichtig zu arbeiten, gehört zum dritten Schritt. Die einzelnen Schritte werden in den folgenden Wegweisern genau erklärt.

Es ist weiterhin notwendig, Ihre gesamten alten Bewusstseins-Programme ebenfalls an die neue Software anzupassen, damit es keine „Abstürze" gibt.

Genauso wichtig ist es, mit den veränderten energetischen Kräften im Alltag richtig umzugehen. Sie lernen in diesem Buch, wie Sie selbst die neue Software im Alltag einsetzen können. Auch die spirituelle Persönlichkeitsentfaltung ist Bestandteil der Geistigen Heilung.

Um geistig zu heilen, brauchen Sie keinerlei Vorwissen. Sie brauchen nur einen offenen Geist für neue Erfahrungen und Entwicklungen.

Wenn Sie die Übungen dieses Lehrbuches konsequent einstudieren und umsetzen, dann werden Sie alle körperlichen, seelischen und geistigen Blockaden in neue Kraftpotenziale wandeln.

Als Anwender dieses Buches können Sie Ihre Fähigkeiten für sich selbst und für andere einsetzen.

Es ist erforderlich, Ihre inneren Kommunikationskanäle gut zu trainieren, um den Körper auf die hohen Heilungsenergien einzustimmen.

Jedes Talent braucht ein Training zur Vervollkommnung. Jedes Musikinstrument muss richtig gestimmt werden, um sich zur vollen Blüte zu entfalten. Damit beschäftigen wir uns in den folgenden Wegweisern zuerst theoretisch und im Folgenden ganz konkret mit Übungen und Techniken.

4. Wegweiser

Das Rückgrat

Kennen Sie das Lied „Kinder“ von Bettina Wegener?

Sind so kleine Hände, winz`ge Finger dran.
Darf man nie drauf schlagen, die zerbrechen dann.

Sind so kleine Füße, mit so kleinen Zeh’n.
Darf man nie drauf treten, könn` sie sonst nicht geh`n.

Sind so kleine Ohren, scharf, und ihr erlaubt.
Darf man nie zerbrüllen, werden davon taub.

Sind so schöne Münder, sprechen alles aus.
Darf man nie verbieten, kommt sonst nichts mehr raus.

Sind so klare Augen, die noch alles sehn.
Darf man nie verbinden, könn` sie nichts versteh`n.

Sind so kleine Seelen, offen und ganz frei.
Darf man niemals quälen, geh`n kaputt dabei.

Ist so`n kleines Rückgrat, sieht man fast noch nicht.
Darf man niemals beugen, weil es sonst zerbricht.

Grade, klare Menschen, wär`n ein schönes Ziel.
Leute ohne Rückgrat, hab`n wir schon zuviel.

Kinder (Text und Musik von Bettina Wegener)

Alle Menschen sind als vollkommene Engelwesen auf die Welt gekommen. Den Zugang zu dieser Vollkommenheit haben wir jedoch verdrängt. Unser Bewusstsein begann sich an die Normen unserer Erziehung anzupassen, denn wir wurden geprägt durch die Vorbilder unserer Familie. Aber auch die Erwartungshaltungen unserer Lehrer, der Gesellschaft und Kultur haben unser inneres Weltbild miterschaffen. Die Erfahrungen unserer Vergangenheit wirken immer noch in uns, ohne dass wir uns dessen bewusst sind.

Wie oft mussten wir als Kinder unsere innere Wahrheit verleugnen, die Händchen in den Taschen zusammenballen und den Atem anhalten, weil wir glaubten, uns so besser anpassen zu können? All das wirkte sich auf unser inneres Rückgrat aus und nicht zu selten sogar auch auf den äußeren Rücken.

Für Sie als Anwender des Geistigen Heilens ist der Rücken ein ganz besonders wichtiges Arbeitsfeld, weil sich entlang der Wirbelsäule unsere Chakren befinden und damit der Zugang zu allen Lebensaspekten, körperlichen Funktionsabläufen und Verbindungen zum Göttlichen.

Unsere Chakren sind Energiewirbel, die vergleichbar sind mit den einzelnen Tönen eines Musikinstruments. Je mehr Sie Ihr Bewusstsein in Ihre Wirbelsäule lenken, desto mehr kann sie sich aufrichten und die Informationen durch die Energiekanäle fließen lassen.

Gott, die geistige Welt und der Kosmos arbeiten durch unsere Wirbelsäule. Wenn wir innerlich ein verbogenes Rückgrat haben, dann kann auch die beste Heilkraft nur verzerrt übertragen werden.

Deshalb müssen wir bei der Geistigen Heilung ganz besonders auf die Begradigung des Rückgrats achten.

Schauen Sie sich einmal Ihren Rücken an. Wie beschwingt gehen Sie? Ist Ihr Kopf richtig im Lot auf der Wirbelsäule? Wie ehrlich sind Sie innerlich?

Als Kind hat man Ihnen vielleicht verboten, alles auszudrücken. Vielleicht ist Ihr Rücken deshalb an manchen Stellen verhärtet oder verkrümmt. Die Verschiebungen im Rücken lösen auch verzerrte Lebenseinstellungen aus.

Wie sehr trauen Sie sich zu, die Person zu sein, die Sie wirklich sind? Wenn Sie die göttliche Wahrheit energetisch transportieren wollen, dann muss auch Ihr Denken, Fühlen und Handeln ehrlich sein, ganz authentisch und unschuldig, wie Kinder es sind.

Die körperliche und seelische Aufrichtung Ihres Rückgrats ist somit ein wesentlicher Bestandteil der Übungen in diesem Buch.

Wenn Sie energetisch die göttliche Realität der Vollkommenheit übertragen wollen, dann müssen Sie in der Lage sein, die Energien der Vollkommenheit durch Ihren Energiekanal zu lenken. Nur ein gut gestimmtes Musikinstrument (Körperinstrument) wird die richtigen Töne zum Klingen bringen.

Die entsprechenden Übungen zur Ausrichtung des Rückgrats finden Sie im 9. Wegweiser: „Yowea® Chakra-Power-Training".

5. Wegweiser

Das Innere Kind

Wie Sie bereits erfahren haben, muss Ihr Bewusstsein gut und fest in Ihrem physischen Körper verankert sein. Tief verwurzelt durch die Füße und auch verbunden mit dem Zentrum der Lebenskraft im Unterbauch. Hier befindet sich der Bereich der Kreativität und Sinnlichkeit. Ohne diese Verbindung verlieren Sie beim Geistigen Heilen schnell Ihre Lebensenergie und Bodenhaftung. Sie werden entkräftet und so manch einer hebt ab, weil der Körper und mit ihm das elementare Leben vernachlässigt werden. Die Basis ist zu brüchig.

Genau an dieser Stelle, unterhalb des Bauchnabels im Beckenraum, lebt Ihr Inneres Kind. Unabhängig von Ihrem aktuellen Alter bleibt das Innere Kind immer klein, maximal drei Jahre alt. Das Innere Kind lebt in Ihrem Kraftzentrum.

Erkennen Sie, wie wichtig es ist, zum Inneren Kind Kontakt zu haben?

Ihr Inneres Kind repräsentiert alle Gefühle und Erfahrungen aus Ihrer Kindheit - alle Erinnerungen von Freude, Glück, Zugehörigkeit, Schmerz, Traurigkeit, Neugierde, Angst und Verlassenheit sitzen in diesem Bereich. Das ist Ihre individuelle Seelenmatrix.

Genau wie bei einem Kind ist es auch bei Ihrem eigenen Inneren Kind entscheidend, es so anzunehmen und zu lieben, wie es ist.

Denken Sie daran: **Sie selbst sind Ihr Inneres Kind.**

Wenn Sie die Impulse Ihres Inneren Kindes liebevoll akzeptieren, dann trägt dies wesentlich zu Ihrer ganzheitlichen Heilung bei. Alltagsprobleme weisen häufig auf die unerlösten Erfahrungen Ihres Inneren Kindes hin.

Erlauben Sie sich zu fühlen, was da ist und lieben Sie sich selbst. Dadurch können sich Ihr Unterbauch, also Ihr Kraftzentrum und Ihr Inneres Kind entspannen. Das ist wichtig für das Geistige Heilen, denn Gottes Heilenergie kann nur so stark durch Sie fließen, wie Sie selbst Ihr Zentrum für diese Stärke öffnen.

Ihr Inneres Kind lebt nach seiner eigenen Dynamik und seinen elementaren Bedürfnissen. Sie können es nicht mit Ihrem Ego-Willen beeinflussen.

Wenn Sie mit Ihrem Inneren Kind harmonisch und übereinstimmend leben, dann wird es Sie stärken. Ansonsten werden Sie geschwächt, da Sie keinen oder nur einen schwachen Kontakt zu Ihrem Kraftzentrum und Ihrem Inneren Kind haben.

Das Innere Kind ist das wichtigste Bindeglied zu Ihrer göttlichen Seele. Wenn Sie liebevoll mit sich selbst umgehen, wird Ihr Inneres Kind die Brücke zwischen Ihnen und Ihrer göttlichen Seele herstellen.

Die Verbindung zu Ihrem Inneren Kind sind wichtige Vorbereitungsschritte für ein erfolgreiches Geistiges Heilen.

Deswegen ist es wichtig, dass Sie mit Ihrem Inneren Kind ein Team bilden.

So werden Sie mit Ihrem Inneren Kind ein Team:

- Lernen Sie sich anzunehmen, wie Sie sind.
- Geben Sie Ihren Gefühlen, Anerkennung und Wertschätzung.
- Erlauben Sie zu fühlen, was da ist.
- Akzeptieren Sie es und lieben Sie sich selbst.
- Vermeiden Sie es, andere zu bewerten oder zu beschuldigen.
- Konzentrieren Sie sich auf Ihren Unterbauch und Ihr Inneres Kind.

So kann sich Ihr Inneres Kind entspannen und eine Verbindung zur göttlichen Seele herstellen, durch die Sie Heilenergie und Inspirationen erhalten.

6. Wegweiser

Die Medialität

Was ist Medialität?

Der Begriff „Medialität“ ist eine Ableitung des lateinischen Wortes „Medium“ und bedeutet „Mitte“. Menschen, die Ihre Medialität einsetzen, sind ein Mittler zwischen der geistigen und materiellen Dimension des Lebens. Sie kommunizieren intuitiv mit beiden Dimensionen und stellen so eine Verbindung zwischen dem Intuitiven und dem Rationalen her.

Materie ist alles, was wir konkret sehen und berühren können. Energien hingegen sind flüchtig wie Gedanken und Gefühle. Man kann sie nicht berühren, trotzdem existieren sie, so wie Gedanken eben.

Medial begabte Menschen besitzen die Gabe, Energieformen zu erspüren und diese zu interpretieren. Sicherlich haben Sie selbst schon einmal bemerkt, dass eine Kapelle eine andere Atmosphäre hat als ein Supermarkt.

Mit Ihren medialen Sinnen (also mit all Ihren sieben Sinnen) können Sie die Schwingungsinformationen von Gedanken, Gefühlen und Handlungsimpulsen anderer Menschen erspüren.

Ein Medium hat sich soweit sensibilisiert, dass es alle Ereignisse erspüren kann, die in einem Raum stattgefunden haben. Es kann sich sogar auf Ereignisse einstimmen, die Jahre zurück liegen.

Mediale Potenziale sind keine ungreifbaren Phänomene, sondern konkrete Fähigkeiten, die von jedem Menschen erlernbar sind.

Medial ausgebildete Menschen können ihre sensiblen Talente in jeden Bereich des Lebens lenken, um dort etwas zu erspüren und energetisch zu verändern. Das lernen Sie in diesem Buch.

Alle Existenzformen offenbaren ihre Informationsebenen. Durch die erweiterte Sinneswahrnehmung kann ein Medium erfahren, was sich hinter den Kulissen des Lebens abspielt.

Die Energie folgt der Absicht. Dadurch kann ein Medium größere Zusammenhänge erkennen und ungeahnte Lösungen finden, weil auch die verborgenen Dimensionen erkannt werden. Wenn ein Medium Informationen zu einem bestimmten Thema haben möchte, dann lenkt die Seele die Informationsenergie genau an die richtige Stelle, wo sich das Thema offenbart.

Wenn Sie, zum Beispiel, Ihren Schlüssel verlegt haben, dann richten Sie Ihre Aufmerksamkeit auf den Schlüssel. Ihre Seele wird Sie zu der Stelle führen, wo der Schlüssel versteckt ist und veranlasst Sie vielleicht, einen Gegenstand hochzuheben, unter dem der Schlüssel verborgen ist.

Medialität ist ein natürlicher Bestandteil unseres Lebens – es ist die Fähigkeit, intuitiv aus der inneren Mitte heraus zu denken, zu fühlen und zu kommunizieren. Aufgrund unserer Erziehung und Kultur haben wir unsere medialen Fähigkeiten jedoch vernachlässigt und verdrängt.

Als Anwender des Geistigen Heilens müssen Sie ebenfalls über gute mediale Fähigkeiten verfügen.

Sie trainieren ihre Empfangskanäle in erster Linie für Heilung und Lebenstransformation. Sich selbst mit reinem Herzen nahe sein, andere berühren zu können sowie den Mut aufzubringen, den eigenen Weg zu gehen, sind Werkzeuge des Geistigen Heilens.

Die Welt braucht Menschen mit

Ohren, die zuhören können,

Mündern, die die Wahrheit sprechen,

Augen, die hinter die Illusionen schauen,

einem klaren Rückgrat, damit die Energien der Einheit strömen können und

Visionen, die der Seele entspringen.

Mit diesen Qualitäten werden Sie andere inspirieren können, um zu werden, was sie wirklich sind. Geistiges Heilen ist untrennbar mit medialen Fähigkeiten verbunden.

Jeder Mensch kann seine medialen Fähigkeiten entfalten.

Voraussetzung hierfür ist die Fähigkeit, innerlich ganz still zu werden und neutral zu sein. Wenn Sie das Denken zur Ruhe zu bringen und den Verstand von den Bewertungen wie „gut" und „schlecht" frei machen, dann kann die göttliche Energie am besten durch Ihren Energiekanal fließen.

Auch die Verbindung zur Seele ist wichtig, weil die Antennen zum „göttlichen Internet" durch diese Verbindung richtig ausgerichtet werden. Sie wollen doch sicherlich einen Sender der Einheit empfangen und keine schrägen Töne. Innere Klarheit ist also ein wesentlicher Faktor für die richtige Übertragung von Heilenergien.

Die Ausbildung der Medialität ist Grundvoraussetzung und optimales Handwerkszeug für die Geistige Heilung. Dann sind Sie fähig, höhere Erkenntnisse und Potenziale der göttlichen Einheit zu kanalisieren und auf die Ebene der Alltagsrealität zu bringen. Das zu lernen, ist viel einfacher, als Sie vielleicht denken mögen.

Wie funktioniert Medialität?

Medialität entfaltet sich durch die Verbindung zwischen Verstand, Intuition, Gefühl und Körper. Durch diesen Synergieeffekt kommt ein Medium in die innere Mitte und erreicht die Ebene der Neutralität. Von hier aus eröffnet sich ein Feld, in dem alle Informationen des Lebens vernetzt sind. Die Qualität dieser Vernetzung wird von der seelischen Entwicklung des Mediums bestimmt.

Wenn das Medium in dieses erhöhte Intelligenz- und Wissensspektrum eindringt, dann kann es alle Erkenntnisse und Potenziale dieser vernetzten Energiedimension in den normalen Alltag kanalisieren. Alle Engel, aufgestiegenen Meister sowie der erleuchtete Bereich der Erde sind mit diesem kosmischen Wissensspektrum verbunden.

Die Aufgabe eines Mediums besteht nicht nur darin, die Zukunft zu weisen.

Vielmehr sollten die medialen Botschaften eine höhere geistige Wahrheit beinhalten, mit konkreten Lösungsmöglichkeiten für den realen Alltag. Das Spektrum der Medialität umfasst alle Lebensbereiche.

Als Anwender des Geistigen Heilens befinden Sie sich ebenfalls in diesem kosmischen Wissensspektrum. Wenn Sie wertneutral arbeiten, dann erreichen Sie das beste Ergebnis.

Beim Geistigen Heilen werden die göttlichen Heilenergien aus dem kosmischen Wissensspektrum in die Dichte des Körpers geleitet. Heilenergien sind differenzierte Lichtinformationen, die auf der körperlichen Ebene die Selbstheilungskräfte des Menschen ankurbeln.

Die meisten Menschen fühlen beim Geistigen Heilen eine deutliche Entspannung. Es kann jedoch auch vorkommen, dass einige Menschen scheinbar nichts bemerken. Es ist daher wichtig, dass Sie Ihren Klienten Unterstützung anbieten, damit diese die höheren Energien auch körperlich spüren. Dadurch kommt die geistige Heilenergie besser ins Bewusstsein.

Durch richtige Fragestellungen verhelfen Sie Ihrem Klienten zu mehr Bewusstsein, wodurch die Heilungsenergien leichter aufgenommen werden.

Auch der menschliche Wille ist Teil des Geistigen Heilens, schließlich folgt die Energie der Absicht. Wenn Sie Ihren eigenen Willen neutral mit dem göttlichen Willen in Übereinstimmung bringen, haben Sie Ihr Bestes zum Gelingen der Geistigen Heilung beigetragen.

Es wird immer wieder darüber berichtet, dass ca. 60 % der Deutschen einen Geistigen Heiler aufsuchen würden, wenn die Krankheit mit den herkömmlichen schulmedizinischen Methoden nicht geheilt werden kann. Die älteste Heiltradition der Menschheit ist also wieder auf dem Vormarsch.

Naturwissenschaftlich sind heilsame Veränderungen heute nur schwer erklärbar. Aus diesem Grunde lässt sich Geistige Heilung zwar nicht wissenschaftlich beweisen, jedoch auf unterschiedliche Weise erfahren.

Die richtige Vernetzung mit den Informationsebenen des Kosmos ist der Schlüssel für erfolgreiches Geistiges Heilen. Medialität und Geistiges Heilen gehen Hand in Hand.

Kinder und Medialität

Kinder haben noch Zugang zu ihrem Schutzengel, zu inneren Helfern und Gefährten, die ihnen das Leben hier auf der Erde leichter machen und Einblicke in Wissensbereiche gewähren, die Erwachsene nicht mehr wahrnehmen können. Das ist ursprüngliche Medialität. Auch Sie können mithilfe dieses Lehrbuches an diese Bewusstseinsebene wieder anknüpfen.

Ich erinnere mich an eine Freundin, die sich mit ihren beiden schulpflichtigen Kindern eine Fernsehsendung von Uri Geller angeschaut hatte.

Ihre Kinder hatten sich in die Sendung hinein vertieft und waren tatsächlich imstande, genauso wie Uri Geller, durch ihre Absicht Messer, Löffel und Gabeln zu verbiegen.

Erstaunt schaute die Mutter auf ihre Kinder und fragte ganz aufgeregt: „Kinder, wie macht ihr das bloß?“ Die Kinder antworteten: „Mama, du hast doch gesagt, dass wir Messer, Gabeln und Löffel wie Uri Geller verbiegen können: Wir haben das genauso gemacht wie Uri Geller!“

Kinder kennen noch keine Begrenzungen. Sie nehmen alles für bare Münze, was Eltern ihnen sagen, ganz wörtlich und direkt.

Übersinnliche Fähigkeiten sind für Kinder normale Fähigkeiten. Erst, wenn Kinder von ihren Eltern durch Verbote, Regeln und Vorschriften in eine Welt der Bewertung von Gut und Böse gedrängt werden, beginnen sie, ihre von Geburt mitgebrachten Fähigkeiten langsam wieder loszulassen.

Kinder nehmen dann den Maßstab von Gut und Böse an. Sie lernen, sich damit zu identifizieren und erschaffen dadurch ihr ganz persönliches Wertesystem. Sie lernen sich anzupassen. Sie lernen, wer sich anpasst, ist brav und wird geliebt. Rebellen und Ungehorsame müssen Strafe erfahren.

So sieht unser Erziehungssystem in den häufigsten Fällen aus. Doch das sich kann ändern. Je mehr Menschen sich medial entfalten und ihr Bewusstsein erweitern, desto mehr werden wir gemeinsam eine Veränderung des Systems bewirken.

Warum ist Medialität heutzutage wieder aktuell?

In früheren Zeiten wurden die Menschen ausschließlich von Göttern inspiriert und geleitet. Das individuelle Bewusstsein des Menschen war damals nicht voll entfaltet. Wie der Wissenschaftler Julian Jaynes schon erkannte, entwickeln wir Menschen in unserem Kulturkreis erst sei 3.000 Jahren einen rationalen Verstand („Vernetzte Intelligenz" von Fosar und Bludorf, Omega-Verlag 2001).

Seit dieser Zeit hat unsere linke Gehirnhälfte, der Verstand, begonnen, sich verstärkt zu entfalten. Inzwischen hat die Menschheit einen Bewusstseinslevel erreicht, wo der rationale Verstand dominiert. Die rechte Gehirnhälfte, der intuitive, visuelle und kreative Bereich der Medialität wird unterdrückt oder nur zweitrangig eingesetzt.

Jetzt steht die Menschheit wieder vor einem neuen menschlichen Entwicklungsschritt. In vielen Bereichen des gesellschaftlichen Lebens wird das einseitige Bestreben nach Vernunftdenken abgelöst. Die Entwicklung geht wieder hin zur Integration der emotionalen und intuitiven Intelligenz. Damit erhält auch Medialität wieder eine entscheidende Rolle in unserem Alltag, in der Gesellschaft und auch in der Kultur.

Medialität verbindet das rationale Denken mit dem Navigationssystem der erweiterten Sinneswahrnehmung. Dadurch können wir nicht nur vernunftmäßig, sondern auch übersinnlich kommunizieren.

Medialität ist der Schüssel zur nächst höheren Dimension. Sie ist die Pforte zu Ihren unbegrenzten Möglichkeiten und die Verbindung zum Göttlichen.

7. Wegweiser:

Das Körperbewusstsein

Die Wahrheit ist ein Körpergefühl

Um die Wahrheit der medialen Botschaften zu erspüren, brauchen Sie ein gutes Körpergefühl. Nur so können Sie die richtigen Energien kanalisieren.

Wahrheit hat nichts mit dem logischen Verstand zu tun. Vielmehr müssen Sie lernen, Ihre beiden Gehirnhälften zu synchronisieren. Nur wenn die rechte und die linke Gehirnhälfte zusammenarbeiten, empfangen Sie die Energien der Einheit jenseits unserer vielen Illusionen.

Es geht also nicht darum, nur irgendwelche Botschaften medial zu empfangen. Vielmehr müssen Sie auf dieses besondere Gefühl achten, das entsteht, wenn Sie Ihre sieben Chakren miteinander verbinden.

Dann spüren Sie, wie das Göttliche in Ihnen einen besonderen Schwingungsrhythmus erzeugt. Das ist Ihr Zeichen, dass Sie mit der göttlichen Einheit verbunden sind und von dieser Ebene Botschaften und Heil-Energien empfangen.

Ansonsten haben Sie nur Kontakt mit Energien des Massenbewusstseins. Diese Verbindung mag in manchen Fällen logisch erscheinen. Beim genauen Hineinspüren werden Sie jedoch erkennen, dass die Botschaften nicht von der Weisheitsebene kommen, sondern eher etwas mit Kontrolle zu tun haben.

Die göttliche Einheit vermittelt Botschaften, an denen die Menschen innerlich reifen und wachsen können.

Bevormundungen kommen aus dem Bereich der Trennung. Das sollten Sie gut unterscheiden. Aus diesem Grund ist der Zugang zu Ihrem Körpergefühl so wichtig. Nur mit einem guten Körpergefühl können Sie die einzelnen Dimensionen voneinander unterscheiden.

Die Informationen von Wahrsagungen, Orakeln usw. kommen nicht aus der Dimension der göttlichen Einheit. Diese Durchsagen basieren auf der Fähigkeit, sich im morphogenetischen Feld auf mögliche Ereignisse der Zukunft einzustimmen.

Wenn sich der Mensch ändert, dann wird sich auch seine Realität ändern. Deshalb haben Wahrsagungen nur einen begrenzten Wert, denn sie bieten lediglich eine Sicht in Geschehnisse, die möglicherweise eintreten können.

Die göttliche Ebene wird jedoch immer die Eigenständigkeit und Entwicklung des Menschen berücksichtigen. Von der göttlichen Ebene erhalten Sie Auskünfte der Weisheit in Bezug auf die Weiterentwicklung des Menschen.

Wie ein Autofahrer mit seinem Fahrzeug eins wird, so werden auch Sie immer mehr eine Einheit mit der göttlichen Energie, während Sie Ihre medialen Fähigkeiten ausbauen.

Warum die Füße so entscheidend sind

Weltweit treten wir Menschen beim Gehen zuerst mit den Fersen auf den Boden. Das ist der Fersengang, eine aggressive Gangart, mit der wir unser Egobewusstsein stärken. Diese Körperhaltung demonstriert unsere Identifizierungen und hält somit auch sämtliche Blockaden fest.

Bei einem Spaziergang ist unser Gang weicher und unsere Aufmerksamkeit ist auf den Boden gerichtet. Deshalb können wir Menschen auch bei einem gemütlichen Spaziergang Stress und Alltagsverhaftungen besser loslassen.

Das Auftreten mit den Hacken ist ein typischer Soldatengang. Mit dieser Gangart sind wir wie genormte Wesen in Uniformen. In unseren Köpfen herrscht Angriff und Verteidigung. So sieht es bei den meisten Menschen aus. Vielen Menschen ist das noch nicht einmal bewusst. Wir denken, so zu laufen sei normal, weil wir es so gelernt haben.

Mit dieser Gangart bekommen wir keinen guten Zugriff auf unser Körperbewusstsein. Wer betont mit den Fersen beim Laufen aufsetzt, kann die Erde nicht fühlen. Die Fußreflexzonen, die Zugang zu allen inneren Organen im Körper haben, werden dabei kaum berührt und sind von der ganzheitlichen Wahrnehmung und Aktivierung abgeschnitten. Stellen Sie sich vor, in welch aggressivem Energiebereich Sie sich täglich aufhalten.

Kinder treten am Anfang des Lebens zuerst mit ihren Fußzehen auf. Sie lieben es, auf Zehenspitzen über die Erde zu flitzen. Von unseren Kindern dürfen wir wieder lernen, richtig aufzutreten.

Das richtige, körperbewusste Auftreten entsteht durch den sanften Gang. Dabei berühren Sie bewusst zuerst mit den Fußballen den Boden, auf dem Sie gehen.

Wenn Sie mit dem Fußballen zuerst auftreten, spüren Sie auch wieder den Erdboden unter den Füßen. Zig Millionen Enden von Nervenbahnen werden dabei aktiviert und geben sensitive Impulse durch den ganzen Körper bis ins Gehirn zu unseren geistigen Antennen.

So sind die Füße mit ihrem Bodenkontakt über die Nervenbahnen auch mit dem Gehirn verbunden wie Alpha und Omega, Anfang und Ende. Die Sinne arbeiten wieder auf Hochtouren. So kommen Sie in tieferen Kontakt mit sich selbst und Ihrer Umgebung - eine elementare Voraussetzung für das Geistige Heilen.

Aus dem Alten Testament kennen wir die Bibelgeschichte, in der Moses vor dem brennenden Dornbusch steht. Von dort hört er Gottes Stimme: „Moses, ziehe deine Schuhe aus, denn du betrittst heiliges Land!"

Wenn wir also den Boden mit den bloßen Füßen betreten, ist dies ein Ausdruck von Respekt für die Erde. Wir laufen intuitiv vorsichtiger und treten behutsamer auf, wenn wir ohne Schuhe den Fußboden berühren.

Die Erde steht symbolisch für das Materielle und unseren Körper. Deshalb bekommen wir über den direkten Kontakt zur Erde auch ein respektvolleres Verhältnis zu Mutter Erde und zu unserem Körper. Wollen Sie das einmal ausprobieren? Dann gehen Sie doch einmal barfuss über Gras. Sie werden feststellen, dass Sie automatisch mit den Fußballen zuerst auftreten.

So kommen Sie wieder mit allen Energien des Lebens in Fluss. Sie lassen einfach los, was nicht wirklich zu Ihnen gehört. Durch diesen bewussten und sanften Bodenkontakt verliert Ihr vernunftgesteuertes Denken seine Obermacht.

Dr. med. Hans-Peter Greb hat 1979 den Ballen- und Vorfußgang entwickelt, der von ihm GODO genannt wurde. Vor Dr. med. Greb hat kein Arzt, auch nicht Rudolf Steiner, je ganz klar und deutlich darauf hingewiesen, dass der Mensch ein genetisch zum Ballengang angelegtes Wesen ist. GODO ist ein Vorreiter für diese bewusste Gangart. Sogar Lee Caroll, das berühmte Kryon-Medium, meinte, dass es Mut braucht, GODO zu gehen. Noch viel mehr macht es auch Spaß, bewusst und sanft mit dem Ballen zu gehen.

Der Ballengang GODO und das bewusst sanfte Auftreten bei den Yowea®-Übungen haben anscheinend die gleichen göttlichen Wurzeln.

Durch den bewussten sanften Gang bei den Yowea®-Übungen kommt Ihre Körpernatur deutlich zum Vorschein und Sie können besser empfinden und wahrnehmen. Die Verbindung zu Ihrem Herzen wird dadurch leichter und die Gehirnhälften können sich verbinden.

Für das Geistige Heilen ist das Bewusstsein für Erdung und sanftes Gehen von größter Wichtigkeit.

In der Astrologie entsprechen die Fußsohlen dem letzten Zeichen des Tierkreises „Fische“. Zu den Fischen gehören aber auch gleichzeitig die beiden Gehirnhälften mit dem Balken als Verbindungsstelle.

Wenn man die Gehirnhälften im Röntgenbild von oben sieht, erkennt man die symbolische Darstellung des Fische-Zeichens.

Stellen Sie sich einen Menschen vor, der seine Füße auf den Kopf legt, dann entsteht ein Kreis. Beide Fische-Entsprechungen (Fußsohlen und Oberkopf) berühren sich körperlich. So wird auch hier die Aussage gestärkt, dass die Bodenhaftung mit dem Geistigen verbunden ist.

Die Urvölker gehen alle verbunden über die Erde: mit jedem einzelnen Schritt, ganz bewusst und achtsam. Damit sind sie mit den Kräften der Erde verbunden. Ganz von selbst.

Ein Geistiger Heiler muss lernen, Bewusstsein für seine Gangart zu entwickeln, nur so ist er auch in Kontakt mit seiner tiefsten Lebensenergie.

Körperbewusstsein und Chakren

Unser Körper hat neben seiner physischen Funktion auch energetische Informationsebenen. Eine dieser Ebenen sind unsere sieben Hauptchakren. Das sind Energiewirbel, die sich nach rechts oder nach links drehen.

Der Öffnungswinkel der einzelnen Chakren hängt mit dem Bewusstsein des Menschen zusammen. Wenn die Chakren 360 Grad geöffnet sind, dann ist der Mensch voll erleuchtet.

Jedes Chakra hat seine eigene Farbe und seinen besonderen Schwingungston.

Die Chakren sind bestimmten Körper-organen und Lebensthemen zugeordnet. Unsere Chakren repräsentieren sehr deutlich die Qualität unseres Bewusstseins.

Wie ein Sänger seine Stimme ausbildet, so müssen auch wir unsere Chakren reinigen, um in den Genuss ihrer gesamten Funktionalität zu kommen.

Gut ausgebildete Chakren empfangen das Licht aus dem entferntesten Winkeln des Kosmos und leiten die Schwingung weiter bis in den tiefsten Bereich der Materie, also auch in unseren Körper. Die Beschaffenheit der Chakren spiegelt sich durch unsere Körperhaltung, Sprache und Handlungen wider.

Wir brauchen also auch ein gutes Körperbewusstsein, um die energetische Qualität der Chakren klar und rein zum Ausdruck zu bringen.

Unser Körper ist das Musikinstrument und die Chakren sind die einzelnen Töne. Wenn alles gut zusammenwirkt, kann der Mensch sich optimal ausdrücken und darstellen.

Je klarer unsere einzelnen Chakren untereinander verbunden sind, desto besser können die geistigen Informationen in unsere Welt und den Körper transportiert werden. Ihre Chakra-Töne müssen also präzise gestimmt sein, damit die Heilinformationen klar und sicher ankommen.

Aus diesem Grunde ist es wichtig, dass Sie Ihr mentales Bewusstsein frei von Bewertungen halten, damit die reinen göttlichen Energien durch die Chakren in unsere Welt transportiert werden können.

8. Wegweiser

Die Chakren und ihre Bedeutung in Kurzform

Wurzel–Chakra

Zuordnung: Dammbereich; es ist mit dem Steißbein verbunden und öffnet sich nach unten.

Thema: Urvertrauen, Beziehung zur Erde, Stabilität. Über das Wurzel-Chakra bringen Sie vitale Lebensenergie in Ihr Körper-/Geist-Bewusstsein.

Sakral-Chakra

Zuordnung: Unterbauch; es ist mit dem Kreuzbein verbunden und öffnet sich nach vorne und nach hinten.

Thema: Sinnlichkeit, Kreativität, Lebensfluss und die ursprünglichen Gefühle des Inneren Kindes. Über Ihr Sakral-Chakra kommen Sie in den Fluss des Lebens und auf die Mitschöpfer-Ebene.

Solarplexus-Chakra

Zuordnung: mittlerer Bauch; es öffnet sich nach vorne und nach hinten.

Thema: Entfaltung der Persönlichkeit, Macht, Kraft und Fülle. Über Ihr Solarplexus-Chakra gewinnen Sie Eigenmacht.

Herz-Chakra

Zuordnung: Mitte der Brust; es öffnet sich nach vorne und nach hinten.

Thema: Liebe, bedingungsloses Sein und Heilung. Über Ihr Herz-Chakra entfalten Sie Hingabe und Mitgefühl.

Hals-Chakra

Zuordnung: Kehlkopfbereich; es öffnet sich nach vorne und nach hinten.

Thema: Kommunikation, Selbstausdruck, Offenheit. Über Ihr Hals-Chakra finden Sie Zugang zur feinstofflichen Ebene. Sie kommunizieren authentisch und ganzheitlich.

Stirn-Chakra / Drittes Auge

Zuordnung: Über der Nasenwurzel in der Stirnmitte; es öffnet sich nach vorne und nach hinten.

Thema: Innere Sicht, Intuition, Geisteskraft, Manifestationskraft. Über Ihr Stirn-Chakra kommen Sie in Kontakt mit Ihren inneren Sinnen.

Kronen-Chakra

Zuordnung: Oben auf Kopfmitte; es öffnet sich nach oben.

Thema: Universelles Bewusstsein, höchste Erkenntnis. Ihr Kronen-Chakra verbindet Sie mit Ihrer Seele.

In Anlehnung an das Chakra-Handbuch von Shalia Sharamon und Bodo J. Baginski, Windpferd-Verlag, 1989)

9. Wegweiser

Yowea® Chakra-Power-Training

Ein gutes Körperbewusstsein ist wichtig für die geistige Heilarbeit.

Ihr Körper ist die Harfe Ihrer Seele und Ihre Chakren sind die einzelnen Töne, durch die sich Ihre Seele mit ihren göttlichen Botschaften in Ihnen offenbaren kann.

Damit durch Sie die göttlichen Klänge der Einheit schwingen können, müssen Sie Ihre Harfe und Ihre Chakren aufeinander einstellen.

Stellen Sie sich einen Musiker vor. Sein Musikinstrument wird nur Töne von sich geben, wenn der Musiker weiß, wie sein Instrument funktioniert. Vielleicht haben Sie schon einem Musiker zugeschaut und entdeckt, dass dieser die Augen geschlossen hielt. Wenn dabei die Klänge aus diesem Instrument Ihr Herz berührten, dann hat der Musiker nichts anderes getan, als mit seinem Instrument eins zu werden und im Fluss zu sein.

Das ist nur möglich, wenn der Musiker sein Instrument wirklich kennt – wenn er es durch regelmäßiges Üben zu den Klängen führt, die Herzen berühren.

Wenn der Musiker mit seinem Instrument eins ist und im Fluss ist, dann sehen Sie diese Harmonie und fühlen sie in Ihrem Herzen.

Beim Geistigen Heilen sind Sie wie ein Musiker, der durch Üben sein Instrument - also seinen Körper - kennen lernt und die notwendigen Feineinstellungen seiner Chakren vornimmt, so dass sich die Töne klar und rein entwickeln können.

Wenn Sie mit Ihrem Instrument in Fluss sind, dann erzeugen Ihre Chakren harmonische Tonschwingungen, welche die Herzen der anderen Menschen berühren und die Seele ins Schwingen bringen. So übertragen Sie die Energien der Seele beim Geistigen Heilen und Channeln.

In diesem Wegweiser finden Sie Übungen, die Ihnen einen Weg aufzeigen, um diesem Ziel näher zu kommen.

Die energetische Entwicklungsarbeit braucht etwas Disziplin, die Ihren medialen Fähigkeiten in einem Höchstmaß zugute kommt. Sie lernen, die Seelenbotschaften nicht nur über Ihren rationalen Verstand, sondern auch über Ihre intuitive, sensitive Empfänglichkeit aufzunehmen.

Gemeinsam mit Ihrer Körperintelligenz erschaffen Sie ein göttliches Instrument, das in Verbindung mit den Chakren über alle sieben Sinne kommuniziert. In dieser ganzheitlichen Kommunikation können sich auch die feinen Energien Ihrer Seele auf allen Ebenen ausdrücken.

Dann sind Sie authentisch und eins mit jedem Wort und jeder Geste. Die Verbindung mit der Einheit erweckt tiefes Vertrauen bei Ihren Mitmenschen.

Das ist die höchst entwickeltste Form der Kommunikation. Diese Fähigkeit brauchen Sie beim Geistigen Heilen zur Übertragung von Channeling-Botschaften und Heilenergien.

Warum sind diese Körperübungen so wichtig?

Das Geistige Heilen nach der Yowea®-Methode baut auf dem harmonischen Zusammenspiel zwischen Körperintelligenz, Chakren und Seele auf. Wir benutzen hierbei den absteigenden Kundalini-Strom, zu dem Sie weiter gehende Informationen im 13. Wegweiser finden.

Dieser absteigende Kundalini-Strom kann nur in Verbindung mit der Seele genutzt werden. Er vernetzt uns mit der göttlichen Ebene von Mutter Erde, die wiederum ein Teil des Kosmos ist.

Durch die tiefe Erdverbindung gelangen Sie harmonisch in den ganzheitlichen Kreislauf zwischen Himmel und Erde. Ihre Herzensverbindung führt Sie dann zum Schnittpunkt zwischen Geist und Materie, dem Ort, an dem keine Polarität mehr existiert. An diesem Punkt dürfen Sie auf der Mitschöpferebene wirken – für die geistige Heilarbeit eröffnet das eine der mächtigsten Kraftpotenziale.

Menschen, die ihren Kundalini-Strom nur einseitig nach oben ausrichten, laufen Gefahr, Informationen aus dem Massenbewusstsein zu empfangen. Das hilft Ihrem Klienten nicht, aus seinem Hamsterrad der Identifizierungen herauszukommen.

Mediale Botschaften ohne Erdverbindung sind nur die Wiederholung unzähliger Idealvorstellungen. Wenn die Informationen beim Geistigen Heilen eine Bewertung von gut oder schlecht haben, dann kommen sie aus der Trennung, der Polarität.

Beim absteigenden Kundalini-Strom fließt das Bewusstsein der Seele (Gottesenergie) nicht in Ihren bewertenden Verstand, sondern durch Ihren Körper in die Erde hinein. Hierbei werden Sie energetisch von der Anziehungskraft der Erde unterstützt.

Durch den absteigenden Kundalini-Strom wird die Energie der Seele über die Chakren auch in die entsprechenden Körperzonen und direkt in die jeweiligen Lebensbereiche gelenkt. Auf diese Weise kommt das höhere Erkennen ins Bewusstsein, wobei sich die Blockaden transformieren.

Gutes Körperbewusstsein sollte zu Ihrer zweiten Lebensnatur werden. Durch den erhöhten Fluss der Lebensenergien können Sie sich im Alltag jederzeit auf die höhere Weisheit einstimmen.

Bereits die Bewohner des alten Atlantis wussten, dass der vollkommene Weg für Geistiges Heilen und Channeln über die Ebene der Körperintelligenz funktioniert.

Yowea® Geistiges Heilen arbeitet nach dieser atlantischen Form, die auch einen Bezug zur Göttin ISIS hat.

Diese atlantische Tradition der medialen Erweckung gehört auch zum ur-christlichen Weg zur Kundalini-Erweckung.

Beim aufsteigenden Kundalini-Strom will der Mensch das Irdische loslassen. Beim absteigenden Kundalini-Strom machen wir genau das Gegenteil, indem wir die Erde und das Irdische voll integrieren. Vor diesem Hintergrund beginnen wir zum Aufbau von Körper- und Energiebewusstsein mit bioenergetischen Übungen. Diese Übungen haben Parallelen mit dem bekannten Qigong und Yoga.

Mit den nachfolgenden Yowea® Chakra-Power-Übungen trainieren Sie Ihr Körperbewusstsein als sensitive Vorbereitung für das Geistige Heilen. Ein gutes Körperbewusstsein ist die Voraussetzung für die optimale Transformation von Blockaden.

Die Übungen für die einzelnen Chakren setzen aufeinander auf und bilden ein Ganzes. Führen Sie deshalb alle Übungen nacheinander aus, wie sie im Folgenden beschrieben sind.

Unter www.geistiges-heilen-lehrbuch.de finden Sie weitere Informationen und Fotogalerien zum Lehrbuch.

Übung für das Wurzel-Chakra: Bauer / Erdung

Bei dieser Übung nehmen Sie Kontakt mit Ihrem Wurzel-Chakra auf. Ziehen Sie am besten Ihre Schuhe aus. Dann erhalten Sie einen besseren Kontakt zum Boden. Diese Übung verhilft Ihnen zu einer guten und tiefen Erdung und ist Voraussetzung zur Aktivierung des absteigenden Kundalini-Stroms.

1. Setzen Sie sich gerade und aufrecht hin mit leicht geöffneten Schenkeln.

2. Die Füße stehen nebeneinander auf dem Boden. Erden Sie Ihre Füße, indem Sie mit den Fersen leicht auf den Boden trommeln.

3. Ihre Wirbelsäule ist locker und aufgerichtet. Ihr Becken ist leicht nach hinten gekippt. Aus dieser Position bewegen Sie nun Ihr Becken nach vorn und stellen sich vor, wie Sie die Kraft des Beckens in die Erde lenken.

   Bei dieser Bewegung hilft Ihnen vielleicht auch das Bild, dass Sie auf einem Pferd sitzen und reiten.

4. Lockern Sie zwischendurch immer mal wieder Ihre Wirbelsäule, indem Sie sich hin und her bewegen wie eine Schlange.

5. Der Mund ist leicht geöffnet und der Kiefer ist locker und entspannt.

6. Richten Sie Ihre Aufmerksamkeit auch auf die Gesäßknochen und auf Ihr Wurzel-Chakra, das sich zwischen dem Anus und dem Dammbereich befindet.

7. Ihre Füße stehen fest und gleichzeitig entspannt auf dem Boden. Ihre Aufmerksamkeit ist auf den Boden gerichtet.

   So entspannt sich Ihr gesamter Körper und Ihre beiden Gehirnhälften synchronisieren sich.

8. Lassen Sie Ihr Becken mit einem leichten Ruck nach vorn sinken, genauso wie ein Reiter durch seine Beckenbewegung sein Pferd antreibt.

   Wiederholen Sie diese Übung einige Male.

9. Zur weiteren Unterstützung denken Sie sich, Sie wären ein Bauer, der breitbeinig auf einem Schemel sitzt. Klopfen Sie mit Ihren Händen gegen die geöffneten Oberschenkel. Stellen Sie sich vor, wie Sie die Energie aus Ihrem Becken immer tiefer in die Erde graben.

10. Diese Übung verankert Ihr Wurzel-Chakra tief mit der Erde. Wenn Ihre Lebensenergie eindringt, dann stellen Sie sich vor, dass es in diesem Moment „Plumps“ macht, so wie ein schwerer Stein, der in ein Erdloch fällt.

Wenn Sie Ihren inneren Bauern stark fühlen, dann entfalten Sie sich ins nächste Chakra.

Übung für das Sakral-Chakra: Sinnlichkeit

Bei dieser Übung nehmen Sie Kontakt mit Ihrem Sakral-Chakra auf, das sich zwei Fingerbreit unterhalb des Nabels befindet.

Spüren Sie Ihre Sinnlichkeit und halten Sie die Verbindung zur Erde aufrecht.

1. Stellen Sie sich mit leicht durchgedrückten Knien hin und legen Sie die Hände auf Ihren Unterbauch.

2. Spielen Sie mit den Bewegungen Ihres Beckens und Ihrer Hüften, wie beim Bauchtanz. Erlauben Sie sich, sinnliche Freude dabei zu empfinden.

3. Der Kiefer ist dabei ganz locker und der Mund leicht geöffnet.

4. Flirten Sie über Ihre Beckenbewegungen und seien Sie selbstbewusst. Dies ist die Ebene Ihrer Mitschöpferkraft.

Wenn Sie die Sinnlichkeit Ihres Beckens spüren, dann entfalten Sie sich ins nächste Chakra.

Übung für das Solarplexus-Chakra: Napoleon / Macht

Bei dieser Übung nehmen Sie Kontakt mit Ihrer Kraft im Solarplexus auf. Aus diesem Zentrum kommt Ihre ursprüngliche Macht hervor, die bedingungslose Eigenmacht, jenseits von Dominanz und Kontrolle.

Stellen Sie sich aufrecht hin mit leicht auseinander gestellten Beinen. Ihr Standbein steht etwas hinter dem Bewegungsbein.

1. Wenn Sie Rechtshänder sind, dann legen Sie die linke Hand, mit der offenen Handfläche nach außen, hinten auf den Rücken in die Höhe des Solarplexus. Die andere Hand legen Sie als Faust vorne auf den Solarplexus. Wenn Sie jedoch Linkshänder sind, dann umgekehrt.

2. Um Ihre innere Kraft zu aktivieren, reiben Sie leicht mit der Faust in rechtsdrehenden Kreisen auf dem Solarplexus.

3. Ziehen Sie auch über Ihr Wurzel-Chakra und Ihr Sakral-Chakra die Kraft der Erde nach oben in Ihr Solarplexus-Chakra. Spüren Sie, wie die Kraft in Ihrem Solarplexus ansteigt.

4. Öffnen Sie leicht Ihren Mund und drücken Sie Ihre Kraft durch das Wort „MACHT" aus. Seien Sie gewiss, dass dies Ihre positive Lebenskraft ist. Holen Sie Ihre Kraft wie ein göttlicher Krieger in Ihre rechte Faust.

   Der Bewegungsablauf zwischen dem gesprochenen Wort „MACHT" geschieht gleichzeitig mit der Bewegung Ihrer nach außen gerichteten Faust. Die Faust hebt sich hierbei vom Körper ca. fünf Zentimeter ab.

   Spüren Sie bei dieser Übung intensiv Ihre Eigenmacht, die Sie mit der Faust aus dem Solarplexus herausziehen.

5. Dies ist nur eine Demonstration Ihrer verfügbaren Kraft und Macht. Nehmen Sie danach die Faust wieder langsam an den Körper zurück und stellen Sie sich dabei vor, dass die Kraft bei Ihnen bleibt.

   Verbaler Ausdruck und Körpersprache durch die Faust sind synchron.

6. Halten Sie bei dieser Übung den Kopf gerade, damit Ihre Macht durch die richtige Kopfhaltung durch Ihre Augen strömen kann.

Wenn Sie diese Übung mit jemanden machen, der Ihnen gegenüber steht, dann sollte Ihr Gegenüber diese Kraft auch spüren können. Diese Kraft ist die Power Ihrer natürlichen Autorität. Diese brauchen Sie unbedingt für Ihr erfolgreiches Geistiges Heilen, denn Gott ist die MACHT der LIEBE.

Macht ist weder gut noch ist es schlecht. Es ist die Kraft Ihres Solarplexus-Chakras. Sie entscheiden, wie Sie diese Kraft einsetzen.

Macht kommt von „machen“. Der Solarplexus ist mit dem Ausdruck der Kehle, den Armen und Händen verbunden.

Das Solarplexus-Chakra muss gut funktionieren, wenn Sie Ihre göttliche Macht durch Ihren Körper und die Faust zeigen.

Wenn Sie Ihren Solarplexus stark fühlen, dann entfalten Sie sich ins nächste Chakra.

Übung für das Herz-Chakra: Herzöffnung

Bei dieser Übung nehmen Sie Kontakt auf mit Ihrem Herz-Chakra, das sich in der Mitte der Brust befindet.

Öffnen Sie die Pforte zu Ihrem Herz-Chakra, indem Sie mit beiden Händen symbolisch in Ihr Herz fassen und es ausdehnen. Das Innerste soll sich dabei nach außen kehren.

Wenn Sie Ihr Herz-Chakra nach hinten bis auf 360 Grad ausdehnen können, dann befinden Sie sich symbolisch in einem Zustand der Erleuchtung. Das trainieren wir mit dieser Übung.

Gottesenergie braucht das bedingungslos geöffnete Herz-Chakra. Je besser Sie Ihr Herz-Chakra öffnen können, desto leichter und umfassender kann die göttliche Seele durch Sie hindurchströmen.

1. Winkeln Sie die Arme an und halten Sie die Ellbogen waagerecht vom Körper weg.

2. Fassen Sie mit beiden Händen in Ihr Herz-Chakra wie in einen Torspalt.

3. Öffnen und dehnen Sie Ihr Herz-Chakra, indem Sie es öffnen wie ein Tor oder einen Fensterladen.

4. Stellen Sie sich dabei etwas ganz Wundervolles vor – etwas, was sich unendlich vermehren kann. Vielleicht ist es ein Lottogewinn, noch einer und noch einer und noch viele Lottogewinne, bis in die Unendlichkeit hinein.

   Es ist wichtig, dass Sie sich etwas vorstellen, was sich unendlich erweitern kann. Diese Erweiterung ist verbunden mit unbändiger Lebensfreude, die sich grenzenlos ausdehnt.

   Je mehr Herzöffnung und Freude Sie aktivieren, umso tiefer müssen Sie sich erden.

5. Ziehen Sie auch über Ihr Wurzel-Chakra, Ihr Sakral-Chakra und das Solarplexus-Chakra die Kraft der Erde nach oben in Ihr Herz-Chakra.

Ihr Herz braucht die Kraft der Erde, die Sinnlichkeit und die Macht des Sonnengeflechts, um sich vollkommen für die Kraft der Seele zu öffnen und zu entfalten.

6. Öffnen Sie bei jedem weiteren visualisierten „Lottogewinn" mit Ihren Händen das Tor des Herzens immer weiter, bis Sie mit Ihren Ellbogen an den Rücken stoßen. Wenn es Ihnen nicht gelingt, dann sollten Sie sich zumindest vorstellen, dass Ihre Ellbogen im Rücken zusammen kommen.

7. Halten Sie Ihre Augen geöffnet. Begleiten Sie jeden Schritt der Herzöffnung durch ein lautloses kräftiges „Ha", welches Sie durch Ihren Atem hervorstoßen.

8. Wenn Sie an Ihrem Maximum angelangt sind, dann ziehen Sie so viel Lebensenergie wie möglich aus der Erde nach oben und drücken Ihre Freude darüber intensiv aus. Das ist Ihre non plus ultra Herzöffnung.

9. Ihrer Kehle entspringt nun ein ekstatischer „Ha"-Ton. Ihr gesamter Körper ist an dieser Herzensöffnung beteiligt.

Wenn Sie Ihr Herz-Chakra stark fühlen, dann entfalten Sie sich ins nächste Chakra.

Übung für das Hals-Chakra: Radfahrer

Bei dieser Übung nehmen Sie Kontakt mit Ihrem Hals-Chakra auf. Durch Ihr Hals-Chakra drücken Sie alle Facetten Ihrer Persönlichkeit aus. Gott bedient sich Ihres Selbstausdrucks.

Durch diese Übung wird Ihre Kehle sanft, fließend und elastisch geöffnet. Sie aktivieren damit auch die Verbindung zur gesamten Wirbelsäule und dehnen Ihre Kraft bis tief in die Erde hinein.

Die innere Schlange (Kundalini) kann sich über die Wirbelsäule und das Hals-Chakra locker bewegen und damit auch die Energien zwischen Kopf, Herz und Körper verbinden.

1. Setzen Sie sich aufrecht hin. Legen Sie die Hände locker oberhalb der Knie an die Innenseiten der leicht geöffneten Oberschenkel.

   Ihre Füße stehen nebeneinander auf dem Boden. Um sich zu erden, trommeln Sie leicht mit den Fersen auf den Boden.

2. Spüren Sie Ihr Wurzel-Chakra, die Sinnlichkeit, das Solarplexus-Chakra und die Herzöffnung. Ihre Augen bleiben bei dieser Übung geöffnet.

3. Beugen Sie Ihren Oberkörper nach unten wie einen Katzenbuckel. Lassen Sie den Kopf locker hängen. Nun drücken Sie die rechte Hand von innen gegen den rechten Oberschenkel.

4. Atmen Sie tief ein und dehnen Sie nun Ihren Körper mit einer sanften Drehbewegung nach links oben. Dies geschieht von selbst durch den Druck gegen den rechten Oberschenkel.

5. Achten Sie dabei auf die Dehnung Ihres Becken, die sich bis zu den Füßen ausdehnt. Nur durch diese ganzheitliche Dehnung von den Füßen, uber das Becken, in die Wirbelsäule, bis hin zum obersten Halswirbel, dem Atlasgelenk ist die Dehnung vollkommen.

6. Wenn Ihr Oberkörper durch die Drehbewegung zur Hälfte aufgerichtet ist, dann wird die Atemluft durch den Brustkorb rausgepresst. Das erleichtert die weitere Dehnung.

7. Achten Sie darauf, dass die Drehung nur aus der Aktivierung der Körperspannung entsteht. Also nicht mit dem persönlichen Willen dehnen. Wichtig ist, dass Ihre Füße immer fest auf dem Boden bleiben.

8. Wenn die Wirbelsäule sich schraubenartig maximal gestreckt hat, wobei der Kopf die Verlängerung der Schraubenbewegung ist, dann stellen Sie sich vor, dass Sie hinten (über die Schulter hinweg) einen Menschen sehen, über den Sie sich freuen.

9. Diese Übung heißt Radfahrer, denn Sie stellen sich dabei vor, auf einem Rad zu sitzen. Die Füße sind fest in den Pedalen und die Hände am Lenkrad. Aus dieser Position heraus drehen Sie sich nach hinten, weil Sie dort einen Freund sehen.

   In Ihrer Phantasie sehen Sie, dass Sie gleich nachher mit diesem Freund etwas Tolles erleben werden. Das öffnet Ihr Herz und veranlasst den Hals, sich noch weiter nach hinten auszudehnen. Dabei wird auch das dritte Auge in der Mitte Ihrer Stirn aktiviert.

Die Radfahrer-Übung klappt nur, wenn Sie fest in den Pedalen sind und die Hände symbolisch am Lenkrad bleiben. Sonst kippen Sie um. Deshalb müssen bei dieser Übung alle sieben Chakren von unten nach oben in ihrer eigenen bedingungslosen Kraft verknüpft werden.

Anschließend wechseln Sie die Seiten.

Wenn Sie Ihr Hals-Chakras stark spüren, dann entfalten Sie sich ins nächste Chakra.

Hinweis: Das Training für das Chakra Ihres Dritten Auges ist in dieser Übung bereits enthalten.

Übung für das Kronen-Chakra: Die Würdeträgerin

Bei dieser Übung nehmen Sie Kontakt mit Ihrem Kronen-Chakra auf.

Die göttlichen Energien fließen durch die Krone, das dritte Auge, das Herz, den Solarplexus, die Sinnlichkeit und die Wurzel.

Ihre Seele braucht ein gut gestimmtes Körperinstrument, damit die Schwingungen des Kosmos tief ins Bewusstsein der Erde eindringen können.

1. Ziehen Sie für die Übung Ihre Schuhe und Strümpfe aus, damit Sie einen guten Bodenkontakt haben.

2. Stellen Sie sich aufrecht hin. Halten Sie Ihren Kopf gerade. Die Wirbelsäule ist beweglich.

Wie bei der Übung für das Solarplexus-Chakra haben Sie Ihr Standbein ein paar Zentimeter hinter Ihrem Bewegungsbein.

3. Legen Sie sich nun einen kleinen, leicht gewölbten Gegenstand auf den Kopf als Symbol Ihrer Krone. Das hilft Ihnen, den Kopf gerade auszurichten.

4. Schreiten Sie nun so voran, als wenn Sie Audienz in einem Kreis von Menschen halten würden. Ihr Blick ist sanft. Er folgt bedingungslos den Bewegungsrichtungen Ihres Körpers.

   Der Blick Ihrer Augen ist synchron mit Ihren Körperbewegungen. Ihre Augen bleiben nirgends hängen. Sie eilen auch nicht den Bewegungen des Kopfes voraus.

   Wenn sich Ihre Augen nach links bewegen, folgt der Körper auch nach links wie in einer Schlangenbewegung. Alles ist fließend. Ihre innere Schlange in der Wirbelsäule ist vollkommen im Fluss.

5. Entspannen Sie den Kiefer und öffnen Sie leicht den Mund. Das Lächeln Ihres Herzens spiegelt sich in Ihrem Gesicht.

6. Beugen Sie leicht die Knie, das Becken ist beweglich und gehen Sie nun im Kreis herum. Betreten Sie den Boden sanft, indem Sie zuerst mit den Ballen auftreten.

7. Erspüren Sie den Boden mit Ihren Füßen. Vielleicht hilft Ihnen auch die Vorstellung ein Indianer zu sein, der achtsam über die Erde geht.

8. Wiegen Sie sich leicht in Ihren Hüften und stellen Sie sich vor, dass Sie während Ihrer Audienz den Menschen um Sie herum ein freundliches Lächeln schenken und dabei auch Kraft und Mut spenden.

Diese fließende Haltung ist notwendig, damit die göttlichen Energien gleichmäßig durch Ihre Chakren und Ihr Bewusstsein fließen können.

Mit dieser „Krönung“ verbinden Sie Himmel und Erde in sich. Das Schreiten im Kreis verbindet Sie mit dem Obersten und das Tragen der Würde verbindet Sie zugleich auch mit dem Untersten, dem Vorfußballen. Dies geschieht ganz nach dem Gesetz von Hermes Trismegistos: „Das Oberste soll zum Untersten werden“.

Alle Chakra-Übungen sollten Sie einmal täglich mit Bewusstheit durchgehen.

Die Übungen sind ein ideales Training für Ihre Wirbelsäule und Ihre authentische Lebenshaltung. Ihre Wirbelsäule kann sich mit diesen Übungen in einen Zustand höchster Harmonie entwickeln.

10. Wegweiser

Entwicklung des inneren Kanals zur Heilung

Die folgende Übung dient dem Aufbau Ihres Energiekanals. Zur Arbeitserleichterung empfehle ich Ihnen, diese Aufbau-Meditation auf Kassette zu sprechen.

Meditation zum Aufbau Ihres Energiekanals

Setzen Sie sich aufrecht und ganz entspannt auf einen bequemen Stuhl. Nehmen Sie bewusst Kontakt mit Ihren Fußsohlen auf. Spüren Sie den Boden unter Ihren Füßen und trommeln Sie leicht mit den Füßen auf den Boden, um sich tiefer zu erden.

Spüren Sie jetzt auch Ihre Beine, Ihre Oberschenkel und Ihr Gesäß, Ihren unteren Bauch, die Bauchmitte und Ihren oberen Bauch. Fühlen Sie Ihren Brustkorb, Ihre Schultern, die Arme und Hände, auch Ihren Hals, die Kehle, Ihren Nacken, Ihr Gesicht und Ihren ganzen Kopf.

Lieben Sie sich, so wie Sie sind. Akzeptieren Sie alles, wie es gerade ist. Geben Sie sich selbst ein freundliches Lächeln. Seien Sie dankbar dafür, dass Sie leben und dass Sie einen Körper haben.

Lassen Sie Ihre Gedanken immer mehr zur Ruhe kommen. Spüren Sie tiefer in Ihren Körper hinein.

Sie sind ein vollkommenes Wesen, mit allem ausgestattet, was Sie auf Ihrer Reise durchs Leben brauchen. Bleiben Sie mit Ihrer Aufmerksamkeit ganz bei Ihrem Körper.

Lassen Sie den Alltag ganz los, indem Sie bewusst ausatmen. Sagen Sie zu sich: „Mein Leben ist Teil der höheren Ordnung, das erlaube ich jetzt." Entspannen Sie sich dabei.

Wenn Stress hochkommt, dann sagen Sie: „Es darf sein. Ich erlaube es." Wenn Angst hochkommt, Wut oder Ohnmacht, dann erlauben Sie auch das. Sie werden merken, wie der Stress nachlässt. Nicht aktiv denken, sondern leer werden wie ein Bambusrohr.

Legen Sie eine Hand auf die Mitte der Brust. Hier ist Ihr Herz-Chakra. Sprechen Sie in Ihren Körper hinein: „Ich liebe mich, so wie ich bin. Ich schätze das Leben." Fühlen Sie die Liebe zu sich selbst, Ihr Einverstandensein, Ihre Wertschätzung und Dankbarkeit für das Leben.

Wenn störende Gedanken hochkommen, dann sagen Sie: „Ich liebe mich." Dadurch lösen sich die Gedanken auf wie Wolken, die am Himmel vorbeiziehen.

Beobachten Sie Ihre Gedanken wertfrei. Geben Sie Ihren Gedanken jetzt keine weitere Aufmerksamkeit. Lassen Sie die Gedanken kommen und wieder gehen.

Wenn hartnäckige Gedanken sich anhaften wollen, dann sagen Sie: „Ich liebe mich." Das bringt Sie wieder zu Ihrem Körperbewusstsein zurück. Bleiben Sie in Kontakt mit Ihrem Körperbewusstsein und Ihrer Wertschätzung. Fühlen Sie Ihre Fußsohlen auf dem Boden.

Verbinden Sie jetzt Ihre Atmzüge zu einem Kreis – einatmen und ausatmen - wie Ebbe und Flut ohne Pause dazwischen. Seufzen Sie die Spannungen aus Ihrem Körper heraus. Bleiben Sie entspannt. Lassen Sie jeden Ehrgeiz los. Während Sie entspannt ein- und ausatmen, spüren Sie, wie Sie mehr und mehr Abstand vom Alltag nehmen.

Spüren Sie noch einmal Ihre Fußsohlen und erden Sie sich noch tiefer, indem Sie mit den Fußsohlen leicht auf den Boden trommeln. Aktivieren Sie Ihre Selbstliebe.

Beobachten Sie Ihren Atem: atmen Sie ein und aus ohne Atempausen. Mit jedem Einatmen erhalten Sie mehr Lebensenergie. Lassen Sie die neuen vitalen Energien in Ihren ganzen Körper strömen, sanft und ganz natürlich. Bleiben Sie gelassen und entspannt. Spüren Sie sich selbst inmitten des wundervollen SEINS der Schöpfung.

Sagen Sie leise: „Alles ist so, wie es ist. Und weil es so ist, wie es ist, ist es in der göttlichen Ordnung, dass es so ist, wie es ist.“ Fühlen Sie die Verbindung zum Herz-Chakra, indem Sie eine Hand auf die Mitte der Brust legen. Damit verstärken Sie Ihre Eigenliebe.

Gehen Sie nun mit Ihrer Aufmerksamkeit zu Ihrem Unterbauch und legen Sie die andere Hand auf das Sakral-Chakra, das sich unterhalb des Bauchnabels befindet. An dieser Stelle befindet sich die Energie Ihres Inneren Kindes. Können Sie sich selbst als das kleine Kind wahrnehmen?

Das kleine Kind ist zwischen einem und drei Jahren alt. Es ist das kleine Kind, das Sie selbst einmal waren. Spüren Sie sich selbst, tief in Ihrem Unterbauch. Wenn Sie mögen, dann wiegen Sie Ihr Inneres Kind mit Zärtlichkeit.

Erlauben Sie, dass Sie und Ihr Inneres Kind eins werden. Sie und Ihr Inneres Kind sind eine untrennbare Einheit der Liebe. Immer! Unabhängig davon, was im äußeren Leben gerade passiert.

Diese Verbindung ist sehr wichtig, denn Ihr Inneres Kind ist der Mittler zwischen Ihrem irdischen Selbst und Ihrer göttlichen Seele. Die göttliche Seele ist Ihr Höheres Selbst.

Bleiben Sie gelassen und konzentrieren Sie sich weiter auf Ihre Körperwahrnehmung. Die Gedanken ziehen einfach vorbei. Gedanken führen Sie immer zu Ereignissen außerhalb Ihrer Selbst. Deshalb ist es wichtig, Ihren Kopf leer zu halten.

Bleiben Sie ganz bei sich selbst – bei Ihrem Körperempfinden und bei Ihrer Wertschätzung. So kommen Sie mehr und mehr ins körperliche Empfinden.

Richten Sie Ihre Wirbelsäule gerade und locker auf, so dass sie beweglich ist wie eine Schlange.

Gehen Sie mit Ihrer Aufmerksamkeit nun zu Ihrem Seelenstern. Das ist Ihr achtes Chakra. Der Seelenstern sitzt zirka 30cm über Ihrem Kronen-Chakra. Das ist der Sitz Ihrer göttlichen Seele.

Verbinden Sie sich mit Ihrem Seelenstern, indem Sie innerlich eine energetische Antenne nach oben als Verlängerung Ihrer Wirbelsäule bilden. Wenn Sie Wärme spüren oder Licht und Glitzern oder vielleicht auch Freude, Glück oder Liebe wahrnehmen, dann sind Sie mit Ihrem Seelenstern verbunden.

Gehen Sie nun mit Ihrer Aufmerksamkeit durch den Körper an der Wirbelsäule entlang nach unten. Ziehen Sie sanft die Energie vom Seelenstern durch die Wirbelsäule hinunter bis zum Steißbein.

Von hier lenken Sie die Energie zuerst durch alle Chakren zum Boden und dann in Verlängerung der Wirbelsäule bis zu Ihrem Erdenstern, der zirka 30cm tief in der Erde ist. Der Erdenstern ist der Gegenpol zu Ihrem Seelenstern.

Sobald die Energie des Seelensterns im Erdenstern angekommen ist, lassen Sie die Energie des Erdensterns nach oben strömen, durch die Wirbelsäule bis in den Seelenstern hinein. Auf diese Weise haben Sie einen doppelten Energiekreislauf gebildet.

Wenn Sie die beiden Ströme spüren, dann brauchen Sie von nun an immer nur daran zu denken, dass es strömt. Das bedeutet, dass Seelenstern und Erdenstern gemeinsam strömen von oben nach unten und umgekehrt von unten nach oben.

Nachdem Sie diese beiden Ströme erschaffen haben, können Sie damit beginnen, ein Lebensthema zu heilen. Halten Sie dabei die Verbindung der Energiekreisläufe und sagen Sie jetzt: „Ich bitte um Heilung und Vollkommenheit", z. B. für meinen Bauch, meine Beziehung, meine Arbeit oder was immer Sie geistig heilen wollen.

Alles kann durch die göttliche Kraft in die Vollkommenheit zurückgebracht werden. Denken Sie daran, Sie bringen die Lebensthemen in die Vollkommenheit. Sie entfernen keine Symptome.

Bleiben Sie für eine Weile sitzen, bis Sie spüren, dass das Thema Ihrer Heilung sich entspannt. Je mehr Sie sich entspannen, desto stärker wirkt die Heilung.

Am Ende der Heilsitzung sagen Sie leise: „Danke, danke, danke". Das bedeutet, dass Sie wieder „offline" sind.

Das ist wichtig, damit Sie im Alltag nicht mit der erhöhten Energie herumlaufen. Es ist genauso wie beim Fernsehen. Wenn Sie die Sendung beenden wollen, dann schalten Sie ja auch den Fernseher aus. Geistiges Heilen funktioniert genauso konkret wie unsere irdische Technik.

Nun kommen Sie mit Ihrer Aufmerksamkeit zurück in den Raum. Fühlen Sie sich erfrischt, hellwach und zufrieden. Damit ist diese Heil-Meditation beendet.

Durch das regelmäßige Üben dieser Heil-Meditation stärken Sie Ihren energetischen Heilkanal.

Die Verbindung zwischen Seelenstern und Erdenstern zentriert und verbindet auch Ihre Chakren energetisch miteinander. So kann sich auch Ihr göttliches Instrument nach und nach zur Vollkommenheit entfalten.

Durch diese Heil-Meditation öffnet und dehnt sich Ihr Herzzentrum weiter aus. Die Energien der Liebe werden Ihren Körper mehr und mehr mit der höher schwingenden Energie aufladen.

Der Energiepfad zur Geistigen Heilung

Wenn Sie mit der Meditation auf den vorhergehenden Seiten Ihren Energiekanal gut ausgeprägt haben, dann können Sie Ihren Energiekanal auch mit dem folgenden Energiepfad aufbauen.

Zum Aufbau des Energiekanals gehen Sie wie folgt vor:

1. Setzen Sie sich bequem auf einen Stuhl mit aufrechter Wirbelsäule, ohne sich anzulehnen. Das ist eine selbst bestimmende Haltung.

2. Erden Sie sich, indem Sie mit den Füßen auf den Boden zur stärkeren Erdverbindung trommeln.

3. Legen Sie eine Hand aufs Herz-Chakra und sagen Sie zu sich selbst: „Ich liebe mich!"

   Halten Sie Ihren Kopf leer von Gedanken. Spüren Sie Ihren Körper und Ihre Selbstliebe.

4. Bekunden Sie: „Alles ist so, wie es ist. Und weil es so ist, wie es ist, ist es in der göttlichen Ordnung, dass es so ist, wie es ist."

5. Legen Sie noch einmal die Hand aufs Herz und sagen Sie: „Ich liebe mich trotzdem."

6. Legen Sie jetzt die andere Hand auf Ihren Unterbauch, dem Sitz Ihres Inneren Kindes. Sagen Sie zu sich selbst: „Mein Inneres Kind und ich, wir sind ein Team. Wir lieben uns, unabhängig von äußeren Ereignissen."

Bleiben Sie meditativ. Spüren Sie Ihre Füße, Ihren Körper, die Liebe zu sich selbst und Ihren Unterbauch. Lassen Sie die Körper-Energien strömen.

Halten Sie Ihren Kopf leer von Gedanken. Beobachten und fühlen Sie.

7. Stellen Sie die Verbindung zu Seelenstern und Erdenstern her (Energie fließt vom Seelenstern hinunter und vom Erdenstern wieder nach oben).

8. Verbinden Sie beide Zentren miteinander und lassen Sie beide gemeinsam strömen.

9. Konzentrieren Sie sich aufs Herz und spüren Sie Ihre Gelassenheit. Horchen Sie dabei nach innen und seien Sie wach und aufmerksam.

10. Richten Sie die Aufmerksamkeit noch einmal gezielt nach oben zum Seelenstern und bekunden Sie: „Ich bin bereit zum Heilen."

11. Spüren Sie nun, wie ein erhöhter Energiestrom vom Seelenstern durch Ihren Körper fließt. Das ist das Zeichen, dass Sie jetzt „online" sind.

    Bleiben Sie mit Ihrer Aufmerksamkeit auf Ihren inneren Kanal konzentriert. Verstärken Sie den inneren Energiekanal durch das Trommeln Ihrer Fußsohlen.

    Ihre Erdung ist wichtig, damit Sie die Energien des Einheitsbewusstseins aufnehmen können.

12. Seien Sie innerlich leer wie ein hohles Bambusrohr.

Halten Sie das Gefühl der Liebe und Wertschätzung aufrecht. Bleiben Sie in Verbindung mit Ihrem Herz-Chakra. Auf der Seelenebene sind alle Menschen eins.

Nun könnten Sie sich selbst geistig heilen oder jemand anderen, indem Sie um Heilung und Vollkommenheit bitten.

13. Wenn Sie jemand anderen geistig heilen möchten, dann fragen Sie ihn, was Sie für ihn tun können.

Wichtig: Die Geistige Heilung machen Sie nur für Personen, die Sie hierum bitten. Als Anwender des Geistigen Heilens sind Sie nur ein Kanal und Spiegel Ihres Klienten. Beachten Sie das!

Sie erhalten die göttlichen Impulse oder die Heilenergien immer entsprechend der Qualität der Fragestellung. Wer aus dem Kopf fragt, wird auch Kopf-Antworten erhalten. Wer aus dem Herzen fragt, wird Herzensenergien zurückbekommen.

Unterstützen Sie Ihren Klienten, eine zielgerichtete Frage zu stellen. Fragen Sie, welches Thema Ihr Klient in dieser Sitzung bearbeiten möchte und welches Ziel Ihr Klient erreichen möchte.

Wenn jemand z. B. Bauchweh hat, dann sollte das Ziel nicht heißen, dass das Bauchweh weggehen soll.

Vielmehr bieten Sie Ihrem Gegenüber an: „Heilung und Vollkommenheit für seinen Bauch“. Fragen Sie ihn, ob er das auch möchte.

Die göttliche Ebene arbeitet jenseits der Polarität. Sie weiß genau, welche Korrekturen notwendig sind.

Vertrauen Sie sich vollkommen der göttlichen Führung Ihrer Seele an. So erhalten Sie die besten Ergebnisse. Auf diese Weise bleiben Sie ein neutrales Medium.

14. Nachdem Ihr Klient sein Ziel formuliert hat, tragen Sie Ihrer göttlichen Seele das Anliegen vor. Machen Sie dies wortgetreu, um die ursprüngliche Schwingung der Fragestellung beizubehalten.

    Wenn Sie gut geerdet mit Ihrer Seele verbunden sind, dann erhalten Sie automatisch die Verbindung zur Seelenebene Ihres Klienten.

15. Lassen Sie die Energien fließen.

    Bleiben Sie beim Geistigen Heilen entspannt, bedingungslos und frei von Perfektionismus.

    Erwarten Sie keine bestimmte Antwort und seien Sie offen für das Unerwartete.

    Wichtig: Beobachten Sie und sprechen Sie alle Impulse aus, die Sie erhalten. Dadurch bleiben Sie innerlich gelassen und neutral.

Warten Sie nicht, bis Sie die Botschaft vollständig erhalten haben. Die geistigen Botschaften entwickeln sich Schritt für Schritt. Suchen Sie keine persönlichen Interpretationen.

Bleiben Sie völlig neutral und vermitteln Sie, was Sie wahrnehmen. Die Kern-Botschaft kommt von selbst.

Wenn Sie Bildfragmente sehen, hinterfragen Sie Ihre göttliche Seele, was diese Botschaften bedeuten und teilen Sie die Antwort dem Fragenden mit.

Sollten Sie etwas nicht verstehen, dann bitten Sie die Seele, Ihnen die Botschaft besser zu verdeutlichen.

Geben Sie dazu alles nach oben, was Sie nicht verstehen. Wie zum Beispiel: „Ich habe dieses Bild nicht verstanden, ich bitte um Übersetzung."

So erkennt die göttliche Welt, wie Ihr persönliches Übersetzungsbüro aufgebaut werden soll. Ihre geistigen Helfer werden die entsprechende kosmische Software im Übersetzungsbüro erstellen.

Nach und nach werden Sie ein Übersetzungsbüro mit der geistigen Welt aufbauen und können dann die Botschaften der geistigen Welt immer besser verstehen.

Vertrauen Sie dem spirituellen Entwicklungsprozess beim Geistigen Heilen und bleiben Sie in einer wertschätzenden Haltung.

16. Bleiben Sie solange in einer meditativ empfangenden Haltung, bis Sie spüren, dass das Thema der Heilung sich harmonisiert.

17. Bedanken Sie sich bei der geistigen Welt nach dem Geistigen Heilen dreimal, indem Sie „Danke, danke, danke“ sagen. Dadurch sind Sie wieder „offline“.

    Wenn Sie für einen Klienten eine Geistige Heilung gemacht haben, dann bedanken Sie auch bei Ihrem Klienten dafür, dass Sie mit ihm arbeiten durften.

18. Lassen Sie los und fühlen Sie sich wieder mit dem Alltag verbunden.

Bitte bleiben Sie beim Geistigen Heilen gelassen wie ein neugeborenes Baby, das die Welt des Geistigen Heilens mit offenen und neugierigen Augen entdeckt.

Am Anfang der Geistigen Heilung müssen Sie noch keine Informationen erhalten. Jetzt kommt es erst einmal drauf an, dass Sie die richtigen Energien zur Geistigen Heilung erhalten.

Bleiben Sie innerlich neutral und geerdet, halten sie die Herzensverbindung aufrecht und lassen Sie die Energie einfach fließen. Das ist dies die beste Voraussetzung für klare geistige Heilungsarbeit.

Große Anrufung als Ergänzung zur Geistigen Heilung

Für eine umfangreiche Geistige Heilung empfehle ich Ihnen, sich zusätzlich mit den höheren Dimensionen des Lebens harmonisch zu verbinden.

Wenn Sie Ihren Energiekanal aufgebaut haben, dann verbinden Sie sich bewusst mit den höheren Dimensionen.

Sagen Sie dazu: „Ich verbinde mich ...

- mit Seelen- und Erdenstern (das ist Ihre eigene göttliche Himmels- und Erdebene)
- mit Ihrem Schutzengel und Ihrem Geistführer
- mit den Himmelsrichtungen: Osten, Süden, Westen und Norden
- mit den kosmischen Hütern von Raum und Zeit
- mit Mutter Erde
- mit der göttlichen Ebene des Tierreichs
- mit der göttlichen Ebene des Naturreichs
- mit dem Einheitsbewusstsein der Menschen "

Bitten Sie um die Ordnung der Elemente: Feuer, Erde, Wasser, Luft und Äther.

Bitten Sie für alle Dimensionen um den höchsten Segen. Geben Sie allen Ihre Wertschätzung. Bitten Sie alle Dimensionen um Schutz und Mitarbeit bei der Geistigen Heilung.

11. Wegweiser

Geistige Welt und mediale Kommunikation

Die mediale Kommunikation innerhalb der geistigen Heilung arbeitet nicht nach mental-logischen Abläufen, sondern sie bewegt sich in ganzheitlichen Zusammenhängen.

Diese ganzheitliche Schwingungswelt hat eine fließende Ordnung. Es gibt hier keine dreidimensional logisch festgesetzten, raum-zeitliche Vorstellungen und Unterteilungen.

Die geistige Welt, also Gott oder die Seele, haben ihre eigene komplexe Weise, um heilsame Botschaften zu übermitteln. Vertrauen Sie auf den innerlichen Fluss. Sprechen Sie alles aus, denn alles ist genau richtig.

Viele Botschaften werden meist in kleinen Etappen vermittelt. Der ganze Inhalt einer heilsamen Botschaft formt sich erst im Laufe der geistigen Heilungssitzung. Werden Sie bitte nicht ungeduldig, sondern gehen Sie Schritt für Schritt voran.

Jeder Impuls, den Sie spüren, ist Teil einer Botschaft oder auch eine energetische Übertragung von Transformations- und Heilungsenergien. Bleiben Sie bitte immer im Fluss.

Auch wenn Sie diese inneren Teilabschnitte aus Ihrer dreidimensionalen Logik heraus nicht sogleich erkennen, vertrauen Sie dennoch darauf, dass am Ende der Sitzung sich der Inhalt der heilsamen Botschaft zu einer Ganzheit formt. Dann erkennen Sie plötzlich das komplette Bild der Wahrheit und Weisheit, die vorher verborgen war.

Die mediale Kommunikation mit der geistigen Welt bringt Dinge hervor, die vorher „scheinbar" unsichtbar waren, weil Ihr Blickwinkel „dreidimensional" ausgerichtet war. Die geistige Welt gibt Ihnen die Möglichkeit, die Wirklichkeit aus einer erweiterten Perspektive zu betrachten. Dadurch bekommt vieles einen neuen Sinn.

Achten Sie immer darauf, dass Sie während der Geistigen Heilung innerlich leer bleiben. Im Zweifel erden Sie sich zwischendurch und konzentrieren Sie sich aufs Herz-Chakra. Verstärken Sie auch Ihre Selbstliebe und richten Sie Ihren inneren Kanal zwischen Seelenstern und Erdenstern aus.

Übermitteln Sie nur das, was Sie wirklich empfangen haben - ohne persönliche Interpretation.

Die geistige Welt bedient sich bei der geistigen Heilung auch Ihrer Persönlichkeit.

Die geistige Welt wird sich bei der Übertragung der Heil-Energien und Botschaften auch Ihrer persönlichen Ausdrucksform, Ihres eigenen Wissens und Ihrer erlernten Fähigkeiten bedienen.

Manche medialen Botschaften erscheinen dann wie „inneres Wissen". Es sind Informationen, die Sie selbst schon kannten. Spüren Sie deshalb genau hin, mit welcher Frequenz die medialen Botschaften durchkommen, damit Sie unterscheiden können, was wirklich von der göttlichen Seele kommt und was Sie vielleicht mit Ihrem dreidimensionalen Ego hinzufügen.

Solange Sie gut geerdet und mit Ihrem Herzen verbunden sind, stammen alle Informationen von der Seele, denn das Herz ist über die Silberschnur mit der Seele verbunden.

Denken Sie immer daran: Die Energie folgt der Aufmerksamkeit. Das gilt auch beim Geistigen Heilen.

Sie sind das Sprachrohr Ihrer Seele. Lassen Sie sich innerlich bewegen und erlauben Sie, dass die geistige Welt sich Ihrer Persönlichkeit als Gefäß zur Übermittlung von vielschichtigen Informationen bedient.

Wenn Sie bemerken, dass Sie anfangen, die Informationen zu bewerten, dann sagen Sie zu sich selbst: „Ich liebe mich." Spüren Sie die Füße auf dem Boden und stellen Sie den bewussten Körperkontakt wieder her. So kommen Sie wieder in den Fluss der Energien.

Das Empfangen medialer Botschaften ist nicht möglich, wenn Sie aktiv denken. Beim Geistigen Heilen „werden Sie gedacht". Plötzlich „wissen" Sie etwas, das vorher nicht da war.

Das Ego – Ihre persönliche Wertung - muss vollkommen zurückgezogen bleiben, damit Ihr innerer Energie-Kanal klar bleibt, unabhängig von eigenen Wertevorstellungen und Erfahrungen.

Wenn Stress hochkommt, dann erinnern Sie sich an Ihre Selbstliebe und bekunden Sie, dass Sie ein Kanal sind.

Bleiben Sie bedingungslos bereit zu empfangen, dann löst sich der Stress. Stress ist eine Kreation der Polarität und damit des Egos.

Behalten Sie die Ganzheit des Menschen im Auge.

Wenn Sie das Gefühl haben, mit allen Ihren sieben Chakren fließend vereint zu sein, dann sind Sie gut mit der göttlichen Seele und der geistigen Welt der Einheit verbunden.

Das Gegenteil dieser fließenden Einheit ist die Trennung der Polarität. Wenn Sie dieses Einheitsgefühl nicht haben, dann sind Sie mit der Dimension der Trennung verbunden. Ihre Intuition ist nicht unbedingt die Einheit, weil der intuitive Zustand noch mit der Alltagsrealität verbunden ist.

Bleiben Sie also während der Geistigen Heilung immer in Verbindung mit Seelenstern/Erdenstern. Halten Sie Ihre innere Mitte. Jedes einzelne Chakra transportiert Heilungsenergien auf Ihren Klienten. Dadurch überträgt sich die Geistige Heilung immer auf den Menschen in seiner Ganzheit und nicht nur auf seine Körpersymptome.

Also spüren Sie immer nach, ob sich eine Botschaft oder Energie „richtig und gut" im Körper anfühlt. Arbeiten Sie nicht aus dem Verstandesbewusstsein heraus.

Es ist wie bei einem Musikinstrument: Das transportiert auch nur dann richtige Töne, wenn jeder Ton einzeln gestimmt ist und mit den anderen Tönen harmonisch verbunden ist. Nur so kommen auch Ihre medialen Informationen richtig beim Gegenüber an.

Arbeiten Sie also nicht nur mit Ihrem Verstand, sondern arbeiten Sie mit Ihrem gesamten Körperbewusstsein.

Durch diese Einheit im Körper erreichen Sie ganzheitlich den größtmöglichen Erfolg, der hier und jetzt für Ihren Klienten erfahrbar ist.

Ihr Instrument, der Körper, kann nur die richtigen Töne wiedergeben, wenn Sie bei der Geistigen Heilung immer bewusst geerdet bleiben.

Fordern Sie auch Ihren Klienten auf, im Körper nachzuspüren, ob das Gesagte Sinn macht. Fragen Sie nach dem Körpergefühl. Ermutigen Sie Ihren Klienten, dass er zu Hause über die medialen Botschaften nochmals in aller Ruhe nachdenkt. Die medialen Botschaften müssen im Alltag integrierbar sein, erst dann sind die medialen Hinweise wirklich ganzheitlich.

Die göttliche Dimension respektiert unseren freien Willen.

Bestehen Sie nicht darauf, dass Sie Recht haben und vor allem nicht, dass irgendjemand etwas machen muss. Auch wenn Sie von der Seele die Botschaft empfangen, dass Ihr Gegenüber dies oder jenes machen soll, dann hat er immer noch die freie Wahl. Sie geben nur Empfehlungen.

Keine spirituelle Wesenheit aus der göttlichen Dimension wird Ihnen sagen, was Sie zu tun haben.

Die göttlichen Helfer zeigen uns vielmehr, wie wir unsere Lebenssituationen besser verstehen und damit auch ändern können. Hören Sie nicht nur auf die Worte der geistigen Welt, sondern lauschen Sie auch in das Gefühl der Wahrheit in Ihrem Körper.

So manches geistige Wesen kommt nicht aus der Dimension der Einheit, sondern benutzt nur die bekannten Namen der Aufgestiegenen Meister. Das kann ein Trick sein, womit sich dieses Wesen wichtig machen will, um Sie zu kontrollieren. Also aufpassen! Die Wahrheit ist ein Körpergefühl!

Wesen der göttlichen Einheit geben Ihnen Unterstützung, um sich selbst besser kennen zu lernen.

Geistiges Heilen dient auch der eigenen Erweiterung des Bewusstseins.

Jede Heilung, Transformation und Erkenntnis, die durch Ihren Kanal läuft, unterstützt Sie gleichermaßen auch bei Ihrer eigenen Entfaltung.

Wollen Sie z. B. jemanden dabei unterstützen, eine finanzielle Blockade loszulassen, die Sie selbst noch festhalten, dann wird die Seele auch Ihr eigenes Bewusstsein ansprechen und zu Heilungsimpulsen bewegen.

Geistiges Heilen mit der göttlichen Ebene dient der Karmaauflösung und Transformation. Auch das Herz-Chakra Ihres Klienten kann sich weiter öffnen.

Die Impulse für einen Neubeginn im Leben bewirken bei ihm nicht nur Heilung, sondern auch eine transformierende Veränderung des Bewusstseins.

Sie zeigen Wege auf, auf denen sich der Seelenplan entfalten möchte. Sie spenden Kraft und Zuversicht, um diesen Weg beschreiten zu können.

Jede Geistige Heilung ist somit auch zukunftsweisend, indem Ihr Klient die Chancen und Lektionen für seine Lebenssituation erkennen kann.

Wir Menschen sind „vollkommene“ Wesen. Niemand muss Karma büßen, verstehen oder wegarbeiten, um es aufzulösen. Geistige Heilung und Transformation geschieht allein durch das „Loslassen“ der Identifizierung mit dem Problem.

Sobald die göttliche Transformationsenergie durch Ihren Kanal strömt, können sich Blockaden im Energiefeld Ihres Klienten auflösen.

Jedes Loslassen bewirkt ein Empfinden innerer Vollkommenheit. Somit ist Geistiges Heilen ein Weg zurück zur ursprünglichen Vollkommenheit.

Bitte gehen Sie nicht auf einen „Erfolgstrip“ und entwickeln Sie auch keine Angst vor dem Versagen. Bleiben Sie ganz gelassen und entspannt. So, als wenn Sie am Strand wären und gedankenverloren den Wellen des Meeres zuschauten.

Energien der Geistigen Heilung sind Schwingungen der Liebe.

Mediale Botschaften innerhalb einer Geistigen Heilungssitzung helfen dabei den Maßstab zu erkennen, wohin sich die Seele durch den Menschen entfalten will.

Die medialen Botschaften sind also eine Hilfestellung, um sich selbst zu erkennen, sich selbst zu vertrauen, mutig innere Begrenzungen loszulassen, den Ruf der Seele zu erkennen und zu spüren, was auf dem Lebensplan steht.

Die göttliche Ebene kennt keine Bewertungen. Sie hilft uns jedoch beim Erkennen des tieferen Sinnes einer Situation.

Achten Sie daher gut darauf, dass die empfangenen medialen Informationen sich körperlich richtig gut anfühlen. Ihre körperliche Wahrnehmung ist ein Maßstab, ob die empfangene Botschaft wirklich aus der Einheit kommt.

Ihr Korper kann an den Schwingungen erkennen, ob sich etwas gut und richtig anfühlt. Aus diesem Grunde ist es wichtig, immer die Chakra-Übungen zu machen und den Energiepfad zum Geistigen Heilen zu trainieren. Damit entwickeln Sie ein gutes Körperempfinden, denn Ihr Verstand kann nur die Informationen empfangen, die er interpretieren kann. Geistiges Heilen ist jedoch multidimensional und allumfassend.

Ihr Verstand, also Ihr dreidimensionales Bewusstsein, kann Informationen nur so einstufen, wie es der eigenen inneren Software – also Ihrer persönlichen Lebenserfahrung, Ihrer Erinnerung an Ereignissen – entspricht.

Ihr Verstand besitzt keine höhere Weisheitsstation. Deshalb ist es wichtig, nicht nur den persönlichen Verstand beim Geistigen Heilen und Empfangen medialer Botschaften einzusetzen, sondern auch ganz bewusst das körperliche Empfinden. Passen Sie also auf, dass Sie beim Geistigen Heilen die richtige Schwingung beibehalten.

Botschaften, die emotional geladen sind, kommen nicht aus der göttlichen Ebene und der Einheit. Sie entspringen der Polarität, die auch im Kosmos existiert.

Wenn Sie sich beim Geistigen Heilen auf Ihr Herz-Chakra konzentrieren, dann lösen sich die Schwingungen der Polarität ganz von selbst wieder auf. Dann sind Sie wieder im Kontakt mit der Einheit.

Nehmen Sie aus der geistigen Welt keine Drohungen entgegen. Fallen Sie nicht auf Sprüche rein, z. B.: „Ich helfe dir, dass du mächtig wirst, erfolgreich..." usw. Das ist die Polarität.

Die göttliche Einheit hat keinen erhobenen Zeigefinger, sie trägt in ihrer Botschaft den Stempel der Liebe.

Wenn Sie Informationen nicht eindeutig interpretieren können, dann hinterfragen Sie Ihre göttliche Seele solange, bis Sie die Botschaft genau und richtig verstanden haben.

Manchmal dauert es eine Weile, bis die Botschaft richtig in Ihr Energiefeld hinein kommt. In diesem Fall können Sie auch um Beschleunigung bitten. Anschließend lassen Sie los und sind innerlich neutral.

Warten Sie nicht auf die Botschaft, sie wird sich zum rechten Moment offenbaren. Vermeiden Sie jede Form von persönlichen Interpretationen, auch wenn sie Ihnen logisch erscheinen.

Begegnen Sie der geistigen Dimension mit Achtsamkeit und Liebe, aber nicht mit unterwürfiger Ergebenheit.

Auf der göttlichen Ebene sind alle Wesen gleich. Das ist die Basis von „Gleichstellung".

Jeder Mensch ist für sich selbst verantwortlich. Heilung oder Transformation kann ausschließlich auf der Basis von Eigenverantwortlichkeit geschehen.

Sie tragen nur die Verantwortung für die Qualität Ihrer Geistigen Heilung, nicht jedoch für den Heilungsprozess Ihres Klienten.

Geistiges Heilen gibt Impulse zur Aktivierung der Selbstheilungskräfte. Inwieweit diese Impulse angenommen werden, liegt allein in der inneren Bereitschaft des betreffenden Klienten.

Geistiges Heilen ist spirituelle Persönlichkeitsentwicklung.

Von der höheren geistigen Ebene, mit der Sie verbunden sind, lernen Sie, wie Sie selbst die Qualitäten von Liebe, Frieden, Gnade und Freude im Alltag umsetzen können.

Die göttliche Ebene gibt Ihnen Rat, zwingt Sie aber nicht, diesen Rat zu befolgen. Sie zeigt Ihnen, wie Sie Ihre Identifikationen mit Ihren Problemen lösen können.

Gedanken und Gefühle sind mächtige Werkzeuge, mit denen Sie Ihre Realität formen.

Die göttliche Ebene zeigt Ihnen, wo sich Ihr Klient selbst im Wege steht und wie er innere Korrekturen vornehmen kann.

Geistiges Heilen lehrt Sie, naiv und staunend zu sein, um im Leben wieder spielen zu können – so wie die Kinder, frei von Karma und Verstrickungen.

Wir Menschen sind alle Engelwesen, auch wenn wir uns durch unsere Erfahrungen von unseren göttlichen Fähigkeiten abgetrennt haben.

Die Seele unterstützt uns dabei, dass wir wieder diese Vollkommenheit in uns erkennen und ausdrücken können.

12. Wegweiser

Transformation - Ein energetischer Prozess

Im Alltag die innere Leere trainieren

Um ein klarer Kanal der göttlichen Ebene und der Einheit zu sein, sollten Sie das innere Leersein auch im Alltag trainieren. Sie transformieren dabei alles, was Sie davon abhält, ganz im Herzen zu sein.

Das göttliche Gesetz der Einheit heißt „L I E B E".

Das Gesetz der Trennung heißt: Angst, Abwehr, Schmerz, Leid, Moral, Schuld und vieles andere mehr.

Sie müssen lernen, Ihr Bewusstsein der Trennung immer wieder bei sich selbst aufzulösen, um während der Geistigen Heilarbeit in ein höheres Bewusstsein eintauchen zu können.

Ein wichtiger Schritt, um die Identifizierung mit dem Leid zu überwinden und neutral zu sein, ist das Praktizieren der inneren Leere.

Jede Blockade löst sich auf, wenn Sie sich innerlich leer machen und mit Ihrer Herzensebene verbinden. Dazu gehören auch ein gutes Körperbewusstsein und die Verbindung zu den Chakren. Auf diese Weise können Sie mitten im Alltag Ihre Energien wandeln und Ihr Bewusstsein mit der Einheit herstellen.

Das ist ein ganz normaler energetischer Prozess, bei dem Sie nicht „online“ sein müssen. Sie sind einfach geerdet, mit Ihrem Körper verbunden und lassen alles durch, was nicht Liebe ist.

Diese innere Transformation bringt Sie schrittweise mit der vierten Dimension in Verbindung. Dann sind Sie im Bereich der Schwingungen und können von hier aus jeden Gedanken wandeln und jede Emotion heilen.

Sie brauchen keine mentalen Affirmationen zu sprechen, sondern einfach nur durchzulassen und sich dabei auf die nächst höhere Dimension einzuschwingen.

In der vierten Dimension tauchen Sie in das Feld aller Möglichkeiten ein und verlassen die Begrenzung der dreidimensionalen logischen Welt. Hier kann alles gewandelt werden. Es ist die Ebene, wo „menschliche Wunder“ geschehen können.

Wie Sie bereits im vorangegangenen Text gelernt haben, formen Ihre Gedanken und Gefühle Ihre Realität. Jetzt wissen Sie, wie Sie Ihre begrenzenden Gedanken und Gefühle einfach transformieren können, um Ihr Leben neu und optimal zu gestalten.

Es ist das gleiche Prinzip wie bei der Geistigen Heilung, nur ganz pragmatisch auf die Alltagsrealität bezogen.

Transformation im Alltag

Solange Sie Ihr Bewusstsein auf die innere Mitte ausrichten, sind sie innerlich leer. Der Alltag wird Sie dann nicht so schnell aus der Zentrierung bringen.

„Ich liebe mich!“ - Das ist Ihre magische Formel, die Sie jederzeit mit Ihrer Herzmitte verbindet.

Wenn Sie bemerken, dass Ihre gedankliche Schallplatte auf Hochtouren läuft, dann wissen Sie, dass Sie gerade mit einer Bewertung verhaftet und identifiziert sind. Jedes Glaubensmuster, das nicht Liebe ist, ist eine Illusion. Erlauben Sie Ihren Gedanken nicht, Macht über Sie zu gewinnen. Werden Sie wieder ein Engel, der das eigene Leben jederzeit durch Schwingungsänderung transformiert.

Was Sie denken, erschaffen Sie, indem Sie diese Energien ins Leben hineinholen. Achten Sie immer darauf, welchen Gedanken und Gefühlen Sie Aufmerksamkeit geben. Denn die Energie folgt der Aufmerksamkeit. Sie erschaffen genau das, worauf Sie sich konzentrieren.

Alle Menschen sind Ausdruck reinster göttlicher Liebe. Wenn Sie etwas anderes erleben, dann ist dies ein Spiegel Ihres eigenen Unterbewussten. Sie wissen, dass Sie jederzeit Ihr Unterbewusstsein durch Transformation ändern können.

Gedanken und Gefühle sind Energieformen, mit denen Sie die Spielfilme Ihrer eigenen Realität erschaffen.

Sie sind nicht Ihr Denken und nicht Ihr Fühlen. Sie selbst können bestimmen, was Sie denken und fühlen möchten.

Erlauben Sie nicht, dass Ihre eigenen Gedanken und Gefühle Sie gefangen halten. Lernen Sie, das Leben zu beobachten, anstatt es zu bewerten. Das ist Ihr persönliches Heilertraining, das Sie sich im Alltag gönnen sollten.

Wenn Sie merken, dass Sie bewerten, dann sagen Sie zu sich: „Ich liebe mich." Das ist Ihre Umschaltformel, denn sie bringt Sie sogleich in Verbindung mit Ihrem Herzzentrum.

Aktivieren Sie Ihre Liebesschwingung so oft Sie können, denn auf diese Weise erhöhen Sie Ihre eigene Lebensenergie. So kann sich Ihr Bewusstsein immer wieder neu mit der Einheit verbinden und Ihre spirituelle und persönliche Entfaltung kommt in Schwung.

Die Welt, die Sie sehen, ist immer ein Spiegel Ihrer Selbst. Alles Schöne, was Sie erkennen, ist ein Teil Ihrer eigenen Schönheit. Alles Hässliche, Ängstliche und Neidische ist ein Spiegel Ihres inneren Mangels. Seien Sie dankbar für diese Spiegel. Sie helfen Ihnen, sich selbst zu erkennen, damit Sie sich von diesen Illusionen lösen können. Dies ist der Weg der spirituellen Transformation im Alltag.

Die einzige Wirklichkeit, die es gibt, ist „L i e b e". Alles andere sind Facetten der Trennung, die Sie erkennen sollten, damit diese sich in Ihnen selbst auflösen können.

Das alles geschieht durch die Kraft der göttlichen Energie, die durch Ihr Bewusstsein aktiviert wird.

Nun möchte ich Ihnen eine kleine Geschichte aus meinem Leben erzählen:

Göttliche Wunder - Aus meinem Erfahrungsschatz

Als ich Ende der siebziger Jahre in Spanien lebte, habe ich mir meinen Lebensunterhalt mit Strickmode verdient, die ich selbst gefertigt und dann verkauft habe. Zwischendurch liefen meine Geschäfte einmal nicht so gut. Es war Herbst, und immer weniger Touristen waren an der Küste. Mein Geld schrumpfte, weil ich immer weniger Pullis, Strickkleider und Stulpen verkaufen konnte.
Eines Tages hatte ich nichts mehr im Kühlschrank und nur noch ein paar Peseten im Geldbeutel. Ich war nicht nur hungrig, sondern machte mir auch Sorgen, wie es mit dem Geldverdienen weitergehen sollte.
Ängstlich sagte ich zu Gott: „Ich hab nur noch fünf Peseten in der Tasche. Was soll ich machen? Ich brauche neue Kunden und Geld zum Weitermachen." Die Antwort von oben war: „Geh an den Strand und mache dir einen feinen Nachmittag."
Manchmal finde ich die göttlichen Antworten wirklich nicht so ganz bodenständig. Zumindest hat das so den Anschein für mich. Trotzdem folgte ich dem göttlichen Rat und ging mit fünf Peseten in der Geldbörse zum Strand, um es mir dort gut gehen zu lassen.
Ein bisschen muffelig war ich schon und wusste nicht, ob ich weiterhin meinen Glauben an Gott aufrechterhalten oder zweifeln sollte. Als ich dann ein paar Schritte am Strand entlang schlenderte, traf ich eine deutsche Frau. Sie war ungefähr 40 Jahre alt. Ich hatte sie schon öfters mal im Dorf gesehen oder auch beim Wochenmarkt, wo sie ihre Einkäufe erledigte.
Sie winkte mir freundlich zu und sagte: „Toll, dass ich Sie hier treffe. Sind Sie nicht die Frau, die diese tollen Stricksachen herstellt? Man sieht Ihre Pullis in vielen Boutiquen hier an der Küste. Sie sind unverkennbar und traumhaft schön mit diesen vielen bunten Farben.

Ich wollte Sie schon immer mal persönlich treffen, weil ich gerne für meine ganze Familie schöne bunte Stricksachen mit nach Hause nehmen will. Wissen Sie, ich mache hier schon seit einigen Wochen Urlaub. Aber bald muss ich wieder aufbrechen und heimfahren nach Deutschland. Meine Familie vermisst mich schon."
Sie können sich vorstellen, wie die Geschichte weiterging. Ich bekam einen Großauftrag. Und damit noch nicht genug. „Ach, hätten Sie Lust, mit mir am Strand noch Fisch essen zu gehen?", sagte sie. „Gerne", dachte ich, „aber mit nur fünf Peseten in der Tasche!"
Kaum hatte ich diesen Gedanken zu Ende gedacht, sagte sie: „Natürlich sind Sie eingeladen!" „Fein", dachte ich dankbar, „dann bekomme ich jetzt noch sogar ein schönes Mittagessen."
Während des Essens erzählte sie mir einiges aus ihrem Leben und ich antwortete aus der göttlichen Schatzkiste. So nannte ich meine medialen Beratungen damals. Sie antwortete: „Was Sie da sagen, ist so wertvoll für mich. Darf ich Ihnen etwas schenken?"
Sie holte ihren Geldbeutel hervor und reichte mir 50 Mark. Das war damals viel Geld. Schüchtern sagte ich: „Nein, behalten Sie Ihr Geld ruhig. Ich nehme kein Geld für das, was ich sage". In diesem Augenblick blitzen Gottes Augen durch mich hindurch. „Du hast doch gesagt, dass du nur noch fünf Peseten hast. Dann nimm es doch endlich!"
Immer noch schüchtern, aber auch dankbar nahm ich das Geld entgegen. Es sollte mir über die nächsten Tage hinweghelfen, bis die Frau Ihre Pullis bei mir abholte, die ich auf der Strickmaschine für sie fertigte. Dies war mein erstes spirituelles Beratungshonorar, damals im Herbst 1980.

Mit dieser kleinen Geschichte wollte ich Ihnen zu zeigen, wie weise die geistige Welt wirkt. Die Gesetze des Himmels sind jenseits unserer dreidimensionalen Logik. Sie sind einfach allumfassend und ganzheitlich.

Arbeit mit der kosmischen Acht

Auf dem persönlichen Weg der Transformation gibt es noch ein weiteres hochwirksames Werkzeug, welches Sie anwenden können: die kosmische Acht.

Die Arbeit mit der kosmischen Acht ist ratsam, wenn Sie Probleme trotz innerer Mitte und Selbstliebe nicht loslassen können. Die kosmische Acht bewirkt eine energetische Transformation in Ihrer Aura. Das Ziel ist, dass Ihr Bewusstsein das Konfliktthema vollständig loslassen kann.

Nun visualisieren Sie den unten beschriebenen Energiefad zur Transformation von Blockaden. Erden Sie sich zuerst, spüren Sie Ihre Selbstliebe und dann starten Sie mit der kosmischen Acht:

1. Beginnen Sie unten an der Außenseite des rechten Fußes und gehen Sie unter Ihren Füßen entlang hinüber zur Außenseite des linken Fußes.

2. Gehen Sie außen an der linken Körperseite wieder nach oben bis zur Körpermitte.

3. Gehen Sie durch die Körpermitte nach rechts und dann außen am rechten Oberkörper weiter nach oben.

4. Gehen Sie dann über den Kopf wieder nach links und außen an der linken Seite herunter bis zur Körpermitte.

5. Gehen Sie wieder durch die Körpermitte nach rechts und dann außen herunter wieder zum rechten Fuß.

Wenn Sie jetzt fortfahren, lenken Sie die Energie bei jeder Acht immer tiefer nach unten. Gehen Sie mit der Energie bis unterhalb Ihres Erdensterns. Wenn Sie nach oben gehen, dann lenken Sie die Energie höher nach oben über Ihren Seelenstern.

Machen Sie diese energetische Transformationsübung so lange, bis Sie im Energiefeld eine deutliche Erleichterung spüren. Das können immer mal wieder fünf Minuten am Tag sein oder auch als Ganzes eine halbe Stunde oder eine Stunde lang. Sie sind frei, diese Transformation nach Ihrer eigenen inneren Empfindung zu regeln.

Sie können diese Übung jederzeit abbrechen und zu einem späteren Moment am Tage wieder neu aufgreifen.

Das Ziel ist die vollständige Transformation einer körperlichen, seelischen oder mentalen Blockade im Energiefeld. Wenn sich die Blockade aufgelöst hat, dann kann sie auch nicht mehr als Krankheit oder Problem wirken.

Sie können die kosmische Acht auch horizontal durch Ihre Schultern, Ihre Hüften oder beiden Augen visualisieren.

Beginnen Sie immer auf der linken Seite mit dem linken Kreis und gehen Sie dann nach rechts – seien Sie kreativ. Natürlich können Sie die kosmische Acht auch um Ihre Schmerzen herum visualisieren.

Die kosmische Acht arbeitet durch das Energiefeld Ihrer körperlichen, seelischen oder mentalen Blockade.

Die Energie folgt der Aufmerksamkeit. Die göttliche Kraft unterstützt die Heilung. Das gilt auch für die Transformation mit der kosmischen Acht.

Sie können die Acht auch um ein Problem herum visualisieren:

1. Stellen Sie sich das Problem bildhaft vor.

2. Beginnen Sie dann an der rechten Außenseite des visualisierten Problems und ziehen Sie den Kreis zuerst hinten um das Problem, das vor Ihnen liegt.

3. Führen Sie die Linie der kosmischen Acht weiter zu Ihrer rechten Körperseite hin und kreuzen Sie die imaginäre Mitte zwischen Ihnen und dem Problem.

4. Visualisieren Sie den rechten Kreis um Ihren Körper hinten herum und dann wieder zur imaginären Mitte zwischen Ihnen und dem Problem.

5. Ziehen Sie die Linie dann wieder um das Problem herum, das visuell vor Ihnen liegt. Die Schnittlinie liegt immer in der Mitte zwischen Ihnen und Ihrem Problem.

Arbeiten Sie mit der kosmischen Acht solange, bis Sie Erleichterung verspüren.

Sie können auch Worte in die kosmische Acht schreiben, wie „Liebe“, „Erfolg“, „Gesundheit“ oder auch Ihnen sinnvoll erscheinende Symbole.

Wichtig: Bleiben Sie während der Übung geerdet und mit Ihrem Herzen verbunden.

Bekunden Sie einen Heilungswunsch. Halten Sie einen inneren Zustand der Bedingungslosigkeit aufrecht. Lassen Sie nun die kosmische Acht kreisen und beobachten Sie, was passiert. Keine Interpretationen. Nur beobachten und erlauben.

Wenn Sie merken, dass die kosmische Acht schwer zu visualisieren ist, dann durchlaufen Sie gerade Ihre Problem-energien.

Sie können zur Unterstützung verschiedene Schwingungen ausprobieren. Variieren Sie dazu die kosmische Acht, indem Sie sich vielleicht einen Wasserstrahl visualisieren, mit dem Sie die Energien des Problems durchspülen. Oder verwenden Sie einen Laserstrahl, mit dem Sie die Energien durchtrennen.

Variieren Sie die Bewegung beim Zeichnen der kosmischen Acht: heftig, langsam, hüpfend, ziehend.

Bleiben Sie in der Wertschätzung. Seien Sie kreativ.

Wenn es passt, dann rufen Sie zur Unterstützung auch einen Heilungsengel an. Er wird Sie mit seiner Energie bei der Heilung unterstützen.

Bitte achten Sie darauf, dass Sie nicht aus „Not“ um kosmische Hilfe rufen. Rufen Sie aus „der absoluten Bedingungslosigkeit des Herzens“ heraus. Seien Sie so bedingungslos, wie man Kreise in den Sand malt, einfach total gelassen. Sonst aktivieren Sie unmerklich die Polarität.

Mit der kosmischen Acht können Sie alle Probleme transformieren: körperliche Symptome, Beziehungsstress, Geldmangel, fehlende Kreativität, Arbeitslosigkeit, Misserfolg.

Sie können hier auch mit positiven Ergebnissen arbeiten, z. B. mit Gesundheit, Liebesglück, Wohlstand oder Erfüllung. Schreiben Sie diese Worte in Ihre kosmische Acht. Die Worte bilden das Band der Acht.

Das Geheimnis der Manifestation

Wir können unser Leben fotografisch erschaffen. Alle Emotionen, die Ihren Wunsch begleiten, werden neben Ihrem mentalen Wunsch mit manifestiert.

Wenn Sie etwas manifestieren wollen, müssen Sie auch wissen, wie Sie Ihre alten Manifestationen wieder löschen können. Es gilt das gleiche Prinzip wie für Ihre Computerarbeit. Alte Programme müssen gelöscht werden, bevor neue Programme installiert werden. Ansonsten bleiben alte Energien hängen und stören die neue Manifestation.

Manifestieren Sie nicht aus dem Mangel heraus, sondern nur aus der Neutralität.

Sollten Sie jemals aus Sorge mehr Geld erschaffen wollen, dann müssen Sie wissen, dass Ihr neues Geld Ihnen die gleichen Sorgen bringt wie Ihr altes Geld. Sie müssen erst Ihre Gefühle in die Einheit bringen, bevor Sie etwas Neues manifestieren.

Wenn Sie mehr Geldfluss manifestieren wollen, dann sagen Sie bitte zuerst: „Löschen, löschen, löschen, dass ich wenig Geld haben wollte. Ich lasse diese Idee los. Ich lasse das wenige Geld los. Ich bin frei und treffe eine neue Wahl. Ich wähle jetzt für mich finanzielle Fülle, dass ich immer genau das Geld zur Verfügung habe, das ich benötige. Danke, danke, danke".

Das gleiche Prinzip gilt für alle Ihre Lebensprojekte, für Ihre Beziehungen, für Ihren Beruf und auch für Ihre Gesundheit.

Ein Beispiel für Ihre Transformationsarbeit

Manche Menschen kommen in die Beratungspraxis und sagen, dass sie sich eine neue Beziehung wünschen. Sie würden immer den falschen Partner haben. Es würde leider nie so richtig klappen.

Geistheiler: „Waren Sie schon einmal verheiratet?"

Klient: „Ja."

Geistheiler: „Hatten Sie außer dieser Ehe schon vorher Beziehungen?"

Klient: „Ja."

Geistheiler: „Wie viele?"

Klient: „ Drei."

Geistheiler: "Wollten Sie mit jedem Ihrer Partner, mit dem Sie früher zusammen waren, für immer zusammen bleiben?"

Klient: „Ja, das wollte ich."

Geistheiler: „Können Sie sich vorstellen, wo Ihre Lebensenergie gelandet ist? Wenn Sie mit jedem Ihrer Partner immer zusammen bleiben wollten, dann haben Sie bei jedem folgenden Mann immer weniger Energie. Sie haben Ihre Energie in Ihren alten Beziehungen geparkt. Um die Kraft für den Nächsten zu finden, müssen Sie alle Ihre bisherigen Beziehungen de-kreieren!"

Klient: „Wie kann ich meine Energie wieder von den alten Beziehungen zurückbekommen?"

Geistheiler: „Wir können diese alten Manifestationen löschen und eine neue Manifestation erschaffen. Möchten Sie das?"

Klient: „Ja."

Geistheiler: Gut. Dann sprechen Sie mir jetzt nach: „Löschen, löschen, löschen, dass ich mit all meinen früheren Partnern für immer zusammen bleiben wollte. Ich lasse diese Idee los. Ich lasse alle Partner meiner früheren Beziehungen los. Ich bin frei und treffe eine neue Wahl. Ich wähle jetzt für mich, dass ich den neuen richtigen Partner habe. Danke, danke, danke".

Es ist wichtig, dass wir alte Entscheidungen zuerst de-kreieren, bevor wir neue Entscheidungen treffen. Das gilt sowohl für Beziehungen, als auch für den Beruf, die Wohnung und vieles andere mehr.

Viele Menschen werden nur deshalb im negativen Sinne alt, weil sie ihre Lebensenergie in der Vergangenheit geparkt haben.

Über eine geistige Heilung können Sie Ihrem Klienten zeigen, wie er seine geparkten Lebensenergien, Emotionen und gedanklichen Verträge wieder energetisch zurückholen kann, um wieder mehr Lebenskraft für neue Visionen zur Verfügung zu haben.

Transformation durch Segnung

Wenn Sie spüren, dass Sie etwas „quält" oder wenn Sie eine Negativität nicht loslassen können, dann transformieren Sie die Blockade durch Segnung.

1. Setzen Sie sich dazu auf einen bequemen Stuhl, erden Sie sich und nehmen Sie die Herzensverbindung zum Seelenstern und Erdenstern auf.

2. Nun nehmen Sie Kontakt mit der göttlichen Dimension auf und sagen: "Gott, bitte segne mich für ..." (...das, was Sie gerade stört oder quält.)

3. Dann erlauben Sie der göttlichen Energie, dass sie ganz durch Ihren Körper fließt. Wenn es körperliche Bereiche gibt, durch die die Segensenergie nicht hindurch kommt, dann sagen Sie: „Gott segne mich auch dafür!"

Diese Übung hat einen sehr hohen Reinigungswert, der auch Karma löscht.

Machen Sie die Übung solange, bis die Segensenergie vollständig durch Ihren Körper geströmt und unterhalb Ihrer Füße in die Erde eingedrungen ist. Nach dieser Übung werden Sie sich erleichtert und gereinigt fühlen.

Sie dürfen Gott immer um Segen für die eigene Negativität bitten. Dazu sollten Sie in der eigenen Mitte ruhen und mit Seelen- und Erdenstern verbunden sein. Wenn die Negativität von Gottes Segen gereinigt wurde, dann hört sie auf, in Ihnen zu existieren. Ist das nicht wunderbar?

13. Wegweiser

Die innere Mitte

Das 4-Wochen-Trainingsprogramm

Durch das nachfolgende vierwöchige Programm trainieren Sie, in jeder Lebenssituation in der inneren Mitte zu sein. Medialität muss zu Ihrer zweiten Natur werden. Dies gehört zu Ihrer neuen Persönlichkeitsentfaltung. Durch die innere Mitte kommen Sie immer mehr in die Neutralität.

Im Laufe Ihrer Entwicklung entfalten Sie ein immer größer werdendes kosmisches Netzwerk energetischer Verbindungen. Durch diese Vernetzung wird die Heilungsenergie immer differenzierter und die Botschaften umfangreicher.

Es kann auch sein, dass Sie plötzlich Gefühle, Bilder oder Assoziationen vor Ihrem geistigen Auge sehen, die exakt den allertiefsten Punkt eines vergangenen Lebens zeigen. Durch das Training der inneren Mitte erfahren Sie eine umfangreiche Erweiterung energetischer Botschaften.

Im Alltag müssen Sie jetzt lernen, sich selbst bei all Ihren alltäglichen Tätigkeiten zu beobachten, ohne dabei Ihr Tun mit Gedanken zu begleiten.

Sobald Sie merken, dass Sie bewerten, sagen Sie zu sich selbst: „Ich liebe mich.“ Das löst das zwanghafte automatische Denken auf und bringt Sie auf die neutrale Beobachterposition.

Wenn Sie Ihr Leben immer mehr aus dem Beobachtermodus betrachten, dann kann Ihre Seele ständig in jedem einzelnen Moment durch Ihren Energiekanal strömen.

Je mehr Sie Ihr Leben beobachten, anstelle es mental und emotional zu bewerten, desto mehr kommen Sie auf die Ebene der inneren Meisterschaft, das heißt „Erleuchtung" auf Erden. Das ist ein Zustand, der Frieden im Herzen bringt und Sie zu einem selbstermächtigten Menschen auf Erden macht.

Lösen Sie sich vom automatischen Denken und lernen Sie zu denken, was Sie wirklich wollen. Sie wissen ja bereits: Alles, was Sie denken und fühlen, ob bewusst oder unbewusst, verwirklicht sich.

Sie sind in Ihrer inneren Mitte, wenn Sie sich beim Tun und Handeln beobachten, dabei Ihr Bewusstsein auf Selbstliebe richten und gleichzeitig Ihren gesamten Körper einschließlich Ihrer Fußsohlen spüren. Auf diese Weise trainieren Sie, in Ihrem inneren Kanal zu sein, anstatt sich in unbewussten Denkabläufen zu verwickeln.

Wenn Sie im Zenit sind, dann sind Sie bei sich selbst, bei Gott und verbunden mit allem, was ist. Hier aktivieren Sie Ihr höchstes menschliches Potenzial und auch Ihre größten Chancen im Leben.

In Ihrer inneren Mitte erleben Sie Ihre stärkste innere Kraft und können Ihr Leben, alle Geschehnisse, Ihr gesamtes Handeln und alle Ihre Absichten mit positiver Energie anreichern.

Wenn Sie Angst oder Stress haben, dann sagen Sie: „Es ist weder gut noch schlecht. Es ist, wie es ist und ich liebe mich trotzdem. Alles ist, wie es ist und weil es so ist, wie es ist, ist es in der göttlichen Ordnung, dass es so ist, wie es ist!" Dann gehen Sie in Ihre innere Mitte, in der sich alle Illusionen der Trennung auflösen.

Üben Sie das Beobachten auch, während Sie mit anderen Leuten sprechen. Schauen Sie sich selbst zu, erlauben Sie sich, in Ihrer inneren Wahrheit zu sein und beobachten Sie die Szene. Dehnen Sie Ihre Beobachtung weit aus, bis sie ganz von Ihnen Besitz ergreift. Ihre göttliche Seele ist der BEOBACHTER. Ihre Seele hat keine Identifikationen.

Ihr Karma löst sich auf, wenn Sie im Alltag ständig Ihre Illusionen transformieren, also Ihre unangenehmen Gefühle in die innere Mitte bringen.

Auf diesem Wege wird es nur noch Liebe geben und Ihre Seele wird sich vollkommen in Ihrem irdischen Selbst verankern. Ganz normal, ganz alltäglich und geerdet im Hier und Jetzt.

Beginnen wir nun mit dem Trainingsprogramm.

Trainieren Sie täglich.

Damit erweitern Sie Ihre Wahrnehmung und lernen in Ihrer inneren Mitte zu sein und zu bleiben.

Dies benötigen Sie für Ihre Arbeit als Geistiger Heiler, um einen klaren Kanal zur Geistigen Welt zu haben und somit die Botschaften der Geistigen Welt hereinzubringen.

1. Woche

Verweilen Sie täglich 10 Minuten **meditativ** in der **inneren Leere**.

Beobachten Sie Ihren Atem und bleiben Sie innerlich gelassen. Wenn Gedanken hochkommen, dann sagen Sie: „Ich liebe mich!“ Das bringt Sie in Ihr Körperbewusstsein zurück. Anstelle des Denkens setzen Sie einfach das Beobachten ein.

2. Woche

Verweilen Sie in dieser Woche täglich 15 Minuten **meditativ** in der **inneren Leere**.

Zusätzlich verrichten Sie täglich 5 Minuten **eine mechanische Tätigkeit** in der **inneren Leere**, z. B. Staubsaugen.

Spüren Sie dabei Ihre Fußsohlen auf dem Boden, erden Sie sich bewusst und sagen Sie: „Ich liebe mich!“ Das Einzige, was Sie neben dem Staubsaugen tun, ist sich selbst zu beobachten und nicht dabei zu denken. Wenn Gedanken kommen, dann sagen Sie: „Ich liebe mich!“ und bleiben zentriert.

3. Woche

Verweilen Sie täglich 20 Minuten **meditativ** in der **inneren Leere**.

Verrichten Sie jetzt täglich 10 Minuten **eine mechanische Tätigkeit** in der **inneren Leere**.

Zusätzlich gehen Sie 5 Minuten **in der inneren Leere spazieren**.

Spüren Sie dabei die Fußsohlen, denken Sie nicht, sondern beobachten Sie nur. Wenn Gedanken hochkommen, dann sagen Sie: „Ich liebe mich!" Fühlen Sie Ihre Füße und Ihren Körper. Lassen Sie die Energie strömen. Das bringt Sie zu Ihrer Zentrierung zurück.

4. Woche

Verweilen Sie täglich 25 Minuten **meditativ** in der **inneren Leere**.

Verrichten Sie nun täglich 15 Minuten **eine mechanische Tätigkeit** in der **inneren Leere**.

Gehen Sie 10 Minuten **in der inneren Leere spazieren**.

Reden Sie 5 Minuten **in der inneren Leere** mit anderen Personen.

Spüren Sie dabei die Fußsohlen, denken Sie nicht, sondern beobachten Sie nur. Aus dieser Haltung heraus reden Sie.

Reden Sie einfach mit Ihrer inneren Authentizität. Wenn bewertende Gedanken hochkommen, dann sagen Sie: „Ich liebe mich!" Fühlen Sie Ihre Füße und Ihren Körper. Das bringt Sie in den Körper zurück.

Erweitern Sie jede Übung in den Folgewochen um weitere fünf Minuten, bis die innere Leere zu Ihrer zweiten Natur geworden ist.

14. Wegweiser

Dimensionen und Bewusstseinsebenen

Der Wandel von der Dritten in die vierte Dimension

Was Sie als normales „Alltagsdenken" bezeichnen, das entspricht dem Bewusstsein der dritten Dimension.

Auf dieser Ebene kommunizieren Sie über Ihren bewertenden Verstand und weniger mit dem Bewusstsein Ihres Herzens, das immer das Ganze im Auge hat. Hier ist Ihre Aufmerksamkeit auf die äußere Erscheinungsform gerichtet. Sie bewerten die Situationen, mit denen Sie in Berührung kommen. Vielen Menschen fehlt das Bewusstsein, dass die unterschiedlichen Ausdrucksformen des Lebens alle den gleichen göttlichen Geist in sich tragen.

Der rationale Verstand entspricht der dritten Dimension. Er will Recht haben. Das Herz jedoch entspricht der vierten Dimension. Es sucht Ausgleichung, denn es weiß um das Geheimnis der Liebe, die in allem existiert. Deshalb reagieren wir Menschen in der dritten Dimension auf Leid, Angst, Wut, Trauer oder Schmerz. Wir geben Aufmerksamkeit der Illusion von Trennung und machen Sie zum Maßstab. Entsprechend ist unsere Kommunikation in diesem Drama gefangen, denn vor nichts fürchtet sich unser Verstand mehr als vor der Auflösung von mentalen Identifizierungen und Strukturen.

Für Menschen im Bewusstsein der dritten Dimension muss alles berechenbar sein.

Alle Abweichungen von der Norm werden hier mit Schuld belegt. Das ist das Dilemma der dritten Dimension.

Gefühle und Gedanken erschaffen die Realität. Solange wir in Wechselbeziehung zur Alltagsrealität stehen, können wir das Göttliche in der Materie nicht erkennen.

Mit unseren fünf Sinnen allein sind wir nicht imstande, die Schwingung der Ganzheit des Lebens zu erspüren und zu erfassen. Deshalb entwickeln wir Menschen uns mit dem Bewusstsein der dritten Dimension nur weiter, um unsere persönlichen Bedürfnisse zu stillen.

Solange wir die Welt ausschließlich rational erfassen, erschaffen wir mit unserem freien Willen nur Realitäten, die auf Polarität aufgebaut sind.

Das englische Wort „holy" heißt vollkommen, aber auch heilig. Um das Bewusstsein der dritten Dimension zu überwinden, brauchen wir eine neue, heilige und auch ganzheitliche Wahrnehmung, die sich nur über das Herzchakra offenbart.

Die Überwindung der dritten Dimension ist für Sie von höchster Wichtigkeit, denn Geistige Heilung vollzieht sich nur in der vierten Dimension. Das ist die Ebene der göttlichen Herzensschwingungen.

Der Wechsel in eine höhere Dimension ist nur dann möglich, wenn Sie das verstandesmäßige Denken in Beziehung zum Herz-Chakra bringen.

Über das Herz aktivieren wir die Schwingungsebene unseres Körpers und können so alte Strukturen der dreidimensionalen Realität transformieren.

Der Würfel ist das Abbild der dritten Dimension. In der dritten Dimension leben wir Menschen in den Erfahrungen von Raum und Zeit gefangen.

Auch der Volksmund sagt: „Da springt jemand im Quadrat", was bedeutet, dass jemand mit den herkömmlichen Strategien an seine Grenzen gekommen ist.

Nur wenn Sie das kleinkarierte Denken überwinden, erreichen Sie über die Herzensebene einen inneren Dimensionswechsel.

Der Schlüssel hierzu ist die Verbindung zum Herzen. Hier werden unsere Lebenserfahrungen neutralisiert. Dadurch erhalten wir höhere Licht-Energien von der geistigen Welt. Es fällt uns leichter, Denken, Fühlen und Handeln harmonisch miteinander zu verbinden. Wenn wir aus unserer inneren Mitte agieren, dann stehen sich Denken und Fühlen nicht mehr widersprüchlich gegenüber.

Durch die Energieanhebung des Herzens berühren wir alle Bereiche des Lebens. Nicht nur in unserer Gesellschaft, sondern auch in der Wirtschaft und Medizin kann sich die neue Energie des Herzens etablieren und einen Paradigmenwandel bewirken.

Durch Geistiges Heilen erfährt die Medizin eine unvorstellbare Qualitätssteigerung. Anstelle herkömmlicher wissenschaftlicher Dogmen wird der Blick für die Gesamtheit des Menschen erreicht.

Das alte Weltbild, das auf Trennung und Mangelbewusstsein basiert, kann durch die Herzensenergie eine umfassende Wandlung erfahren.

Sehr lange hatten wir keine andere Wahl, als uns den Spielregeln der dritten Dimension anzupassen.

Konformität bedeutete Sicherheit. Nur wer sich an die gesellschaftlichen Normen hielt, konnte Sicherheit erwarten. Zukünftig bieten äußere Sicherheiten keine Garantie mehr, denn unsere Welt verändert sich immer schneller.

Heute kann keiner mehr sagen, wie lange er seinen Job noch hat. Auch unsere sozialen Sicherungssysteme sind gefährdet. Sogar die Banken, die immer ein Garant für wirtschaftliche Sicherheit waren, geraten durch die weltweite Finanzkrise ins Schwanken und verlieren an Glaubwürdigkeit.

Umso wichtiger ist es, unabhängig von äußeren Sicherheiten zu sein und den eigenen Empfindungen der inneren Wahrheit zu folgen.

Das Gute ist: Wenn Sie auf die Stimme Ihres Herzens hören, dann befinden Sie sich in Sicherheit. Wenn Sie sich innerlich mit der göttlichen Welt verbinden, dann erschaffen Sie Wunder.

Obwohl wir kurz vor einem globalen Quantensprung stehen, ist die Mehrheit der Menschen immer noch freiwillig im Drama des Massenbewusstseins verhaftet.

Je mehr jeder Einzelne jedoch seine Alltagserfahrungen auf die Herzensebene bringt, desto mehr Herzensenergie kann ins Massenbewusstsein einströmen.

Wir Menschen sind ermächtigt zu tun, was unserem Herzen entspricht.

Das ist gar nicht so utopisch, wie es klingen mag. In unseren Köpfen läuft nur etwas schief.

Wer ist denn verkehrt? Derjenige, der mit dem Herzen denkt oder derjenige, der mit dem rationalen Verstand denkt? Warum haben wir Angst anstelle von Hoffnung? Wer ist schuld an dem, was wir erleben? Die Anderen oder vielleicht wir selbst?

Begrenzungen des Bewusstseins gibt es nur in der dritten Dimension. Wir müssen den Umgang mit unseren Gedanken ändern, dann können wir Einheit finden und in die vierte Dimension, die Wandlungsebene, kommen.

Neulich sprach ich mit einem ausgeflippten jungen Mann, der überall tätowiert war. Ich wollte wissen, was seine Familie davon hält. Sie sagte zu ihm: „Mach doch, was du willst!“ Und das machte er auch. Dieser Mann war authentisch. Er tat, was ihm Freude bereitet hat.

Wie viele Menschen orientieren sich an Normen und sind dadurch unglücklich? Doch wir haben immer die Wahl. Es liegt an uns, wie wir unseren freien Willen einsetzen.

Bis heute wird die Wissenschaft immer noch als alleiniger Maßstab für Wahrheit angesehen.

Sie überprüft nach den Maßstäben der dritten Dimension, ohne zu hinterfragen, ob es noch andere Erfahrungswelten gibt, die außerhalb der logischen Struktur liegen.

Es wäre wünschenswert, wenn die Wissenschaft auch noch andere Sichtweisen betrachten würde. Wenn die Wissenschaft andere Messinstrumente hinzunehmen würde, könnte man sicher auch die feinstofflichen Bereiche prüfen.

Zum Messen feinstofflicher Bereiche braucht man feinstoffliche Messinstrumente.

Mit grobstofflichen Messinstrumenten kann man nur Grobstoffliches messen und nichts Feinstoffliches.

Jeder, der mit seinem Bewusstsein auf die Herzensebene geht, lässt das Massenbewusstsein hinter sich. Hier ist die Brücke zur feinstofflichen Welt. Hier finden wir Zugang zu den energetischen Informationsbereichen. Es ist das Reich des Geistigen Heilens. Das ist die vierte Dimension.

Zum Geistigen Heilen müssen Sie innerlich einen Dimensionswechsel vollziehen, wobei Ihr Bewusstsein auf die Schwingungsebene gerichtet ist. Nur hier können Sie Energien wandeln, alte Blockaden transformieren und vitale Lebensenergie hinzufügen. Wenn Sie mit Gottesenergie arbeiten, dann stimmen Sie sich auf die Ebene der vierten Dimension ein.

In der dritten Dimension ist Raum und Zeit linear festgelegt. In der vierten Dimension hingegen ist Raum und Zeit ewig. Hier sehen Sie keine Fakten, Normen und Tatsachen, denn Ihr Augenmerk ist auf den Lebensstrom gerichtet.

Es ist wichtig, dass Sie Ihre Identifizierungen mit Leid und Trennung loslassen. Dann werden Sie frei wie ein Adler, der das Leben aus einer übergeordneten Sicht sieht.

In der vierten Dimension tauchen Sie in diese Adlerperspektive ein. Hier kommen Sie in Verbindung mit den höheren göttlichen Datenströmen und entfalten ein wunderbares Kommunikationsnetzwerk mit allem, was ist.

Sie dürfen auf den Mit-Schöpferebenen mitspielen. Das ist Geistiges Heilen.

Mit der göttlichen Energie kann sich das Leben verändern, nicht nur Krankheiten wandeln sich, sondern alle Lebenssituationen werden von der geistigen Heilkraft gesegnet.

Ihr Bewusstsein ist mit den kosmischen Datenbanken verknüpft. Jeder Gedanke und jedes Gefühl ist ein Programm, das augenblicklich gestartet werden kann. So erschaffen Sie Ihre Realität.

In der dritten Dimension haben Sie jedoch keinen Zugang zu diesen höheren Datenbanken. Dann scheint es so, dass wir Opfer von Lebensumständen sind. Zeit und Raum sind so fest, dass sie nicht verändert werden können. Doch in der vierten Dimension ist dies ein Kinderspiel, jede Schwingung nach Belieben zu verändern.

Die Wissenschaft will noch nichts von Dimensionsüberschreitungen wissen. Nun gut, dann lassen wir sie und machen uns dennoch auf die Reise zur nächsten Dimension. Das ist gewiss kein Hexenwerk, sondern ganz einfach nur spirituelles Wissen.

Wir Menschen müssen nicht gegeneinander kämpfen, um als Sieger in einer feindlichen Welt zu überleben. Wenn Sie sich in die vierte Dimension einschwingen, dann besitzen Sie einen universellen Schlüssel für ein befreites Leben. Dann erschaffen Sie jederzeit kreative Vernetzungen zum Wohle aller.

In der vierten Dimension befinden Sie sich mit allem in Übereinstimmung, weil Sie außerhalb der dreidimensionalen Alltagsrealität schwingungsmäßig verbunden sind mit allem, was ist.

Die vierte Dimension existiert immer und kann jederzeit aufgesucht werden. Jedes Problem der dritten Dimension kann in der vierten Dimension gewandelt werden. Ist das nicht wunderbar?

Jeder ist für seine Lebenserfahrungen verantwortlich und kann seine Lebensrealität durch die Schwingungen der vierten Dimension ändern. Herzensschwingungen haben dabei den höchsten energetischen Stellenwert. Das sind die neuen Sicherheiten für uns Menschen, gleich welcher Bildung oder sozialer Herkunft wir sind.

Für die aktuelle Wirtschaftskrise können wir das Bewusstsein der vierten Dimension auch nutzen. Die vierte Dimension kennt nicht die Begrenzungen des einseitigen linearen Denkens, denn sie bezieht ihre Kraft aus der Energie der Ganzheit. Wenn Sie die Energie der Ganzheit in die Wirtschaftskrise lenken, dann wird das Ergebnis die Verbindung sein mit allem, was ist. Dadurch entstehen ungeahnte neue Chancen und Möglichkeiten.

In der dritten Dimension bedeutet Wirtschaftskrise: Angst, Mangel, Stress, Not und Hoffnungslosigkeit. Das muss aber nicht sein. In diesem Lehrbuch lernen Sie, durch die Verbindung zur vierten Dimension alles in die Einheit zu wandeln.

Auch die Qualität Ihrer Kommunikation ist wichtig, denn Ihre Sprache beeinflusst auch die genetischen Kodierungen Ihrer DNS.

Wenn Sie die Sprache des Herzens richtig einsetzen, dann können Sie auch über Kommunikation Heilung initiieren, für sich selbst und für andere. Die Sprachschwingungen des Herzens eröffnen Kodierungen der DNS, die von unseren Wissenschaftlern derzeit als so genannte Junk-DNS klassifiziert werden.

Der Kontakt zur vierten Dimension wird auch über die Verbindung zur Erde verstärkt, was mit der Verbindung zum Körpergefühl gleichzusetzen ist.

Somit fängt Geistiges Heilen bei der richtigen Erdung an. Wenn Sie Ihre Fußsohlen gut auf dem Boden erden, dann kommen Sie Ihren menschlichen Wurzeln sehr nahe. So tief wie die Wurzeln eines Baumes müssen auch Sie in der Erde verwurzelt sein, um die innere Krone zu entfalten.

Durch Ihre Wurzeln finden Sie zu Ihrem Ursprung in der Erde. Hier sind alle Informationen der physischen Einheit gebündelt. Das ist Ihre irdische Quelle für ganzheitliche Heilung, die immer verbunden ist mit der himmlischen Quelle des Kosmos.

Durch Ihre Verwurzelung finden Sie Zugang zu allen feinstofflichen Mineralien in der Urqualität.

Wenn Sie Ihre Wurzeln noch weiter nach unten vertiefen, dann erreichen Sie die energetische Ursubstanz, aus der die Zellen Ihres Körpers entstanden sind. Sehen Sie, wie wichtig die feinstoffliche Erdung ist?

Erst durch Ihre Erdung finden Sie die Kraft, um unabhängig vom Massenbewusstsein agieren zu können.

Wenn Sie mit Ihren Wurzeln verbunden sind, dann fühlen Sie die Energie der Einheit durch jedes Wort und auch in jeder Geste.

Sie sind das Eine, das mit allem verbunden ist. Hieraus resultiert das Geheimnis der Geistigen Heilkraft. Alles ist eingeschlossen, nichts wird zurückgewiesen. Himmel und Erde sind eins.

Ein Beispiel: Visualisieren Sie die Erdkugel mit allen Menschen, die darauf stehen. Stellen Sie sich nun vor, dass jeder Mensch unter seinen Fußsohlen Wurzeln in die Erde hineinwachsen lässt. Alle Wurzeln treffen sich in der Mitte an demselben Punkt des Erdkerns. Wir haben alle denselben Ursprung, denn wir sind das Eine. Jeder Mensch ist eine Zelle im großen Körper Erde.

Ihre Verbindung zur Erde aktiviert Ihre ureigene Lebenslinie in der Schöpfung, die wiederum den Kanal zur kosmischen Einheit bildet. Mit dieser Verbindung nehmen Sie die ganzheitlichen Bedürfnisse des Lebens wahr und bringen sie in Harmonie mit Ihren eigenen Vorstellungen. Die speziellen Übungen des Geistigen Heilens sind genau auf dieses Bedürfnis abgestimmt.

Durch die körperliche Verbindung zu Ihren Wurzeln in der Erde und Ihrer geistigen Verbindung zum Kosmos erhalten Sie immerfort neue Einsichten.

Ihr spiritueller Erfahrungsschatz wird unermesslich erweitert. Das alles gehört zum Geistigen Heilen dazu.

Wenn Sie sich darauf einstellen, können Sie das Bewusstsein von Fakten und Erkenntnissen der Vergangenheit loslassen und in das allgegenwärtige Jetzt eintreten.

Der Übergang von der Dritten in die vierte Dimension ist mit Abstand die größte Herausforderung für uns Menschen.

Der griechische Gelehrte und antike Philosoph Plato (427 – 347 v. Chr.) wusste bereits zirka 400 vor Christus von der Selbstbeschränkung der menschlichen Natur:

„Plato beschreibt einige Menschen, die in einer unterirdischen Höhle von Kindheit an so festgebunden sind, dass sie weder ihre Köpfe noch ihre Körper bewegen und deshalb immer nur auf die ihnen gegenüber liegende Höhlenwand blicken können. Licht haben sie von einem Feuer, das hinter ihnen brennt. Zwischen dem Feuer und ihren Rücken werden Bilder und Gegenstände vorbei getragen, die Schatten an die Wand werfen. Die „Gefangenen" können nur diese Schatten der Gegenstände sowie ihre eigenen Schatten wahrnehmen. Wenn die Träger der Gegenstände sprechen, hallt es von der Wand so zurück, als ob die Schatten selber sprächen. Da sich die Welt der Gefangenen ausschließlich um diese Schatten dreht, deuten und benennen sie diese, als handelte es sich bei ihnen um die wahre Welt.

Plato fragt nun, was passieren würde, wenn man einen Gefangenen befreien und ihn dann zwingen würde, sich umzudrehen.

Zunächst würden seine Augen wohl schmerzlich vom Feuer geblendet werden, und die Figuren würden zunächst weniger real erscheinen als zuvor die Schatten an der Wand. Der Gefangene würde wieder zurück an seinen angestammten Platz wollen, an dem er deutlicher sehen kann.

Weiter fragt Plato, was geschehen würde, wenn man den Befreiten nun mit Gewalt, die man jetzt wohl anwenden müsste, an das Sonnenlicht brächte.

Er würde auch hier zuerst von der Sonne geblendet werden und könnte im ersten Moment nichts erkennen. Während sich seine Augen aber langsam an das Sonnenlicht gewöhnten, würden zuerst dunkle Formen wie Schatten und nach und nach auch hellere Objekte bis hin zur Sonne selbst erkennbar werden. Der Mensch würde letztlich auch erkennen, dass Schatten durch die Sonne geworfen werden.

Erleuchtet würde er zu den anderen zurückkehren wollen, um über seine Erkenntnisse zu berichten. Da sich seine Augen nun umgekehrt erst wieder an die Dunkelheit gewöhnen müssten, könnte er (zumindest anfangs) die Schattenbilder nicht erkennen und gemeinsam mit den anderen deuten. Aber nachdem er die Wahrheit erkannt habe, würde er das auch nicht mehr wollen. Seine Mitgefangenen würden ihn als Geblendeten wahrnehmen und ihm keinen Glauben schenken: Man würde ihn auslachen und „von ihm sagen, er sei mit verdorbenen Augen von oben zurückgekommen". Damit ihnen nicht dasselbe Schicksal zukäme, würden sie von nun an jeden umbringen, der sie „lösen und hinaufbringen" wollte" (Quelle: Wikipedia).

Diese Geschichte zeigt uns symbolisch, wie sehr wir in unserer dreidimensionalen Welt der Illusionen „freiwillig" gefangen bleiben wollen. Nur die Entscheidung und der Mut, das Bekannte auch nur für einen Moment loszulassen, ermöglichen uns einen spontanen Dimensionswechsel.

Weil wir in unserer Vorstellungswelt so sehr gefangen sind, kann man den Sprung von der Dritten in die vierte Dimension als Evolutionssprung bezeichnen.

Wenn Sie Ihre Identifizierungen mit dem Massenbewusstsein transformieren, dann betreten Sie den Raum der vierten Dimension, wo es weder zeitliche noch räumliche Begrenzungen gibt.

Nach C.G. Jung ist dies die Ebene unseres Überbewusstseins. Hier kommen wir in Kontakt mit vielen Richtungen und erschaffen unvorstellbare Ergebnisse.

Wir betreten die feinstoffliche Ebene der Materie, wo Geist und Materie gleichwertig in unserem Bewusstsein schwingen und jede Verhaftung an Bewertung auflösen. Unser Überbewusstsein ist das Laboratorium für das Geistige Heilen.

In der vierten Dimension können Sie Ihr Bewusstsein in den Hyperraum oder auch in die Nullpunktzone ausdehnen. Auf dieser Ebene ist alles möglich. Mit Geistigem Heilen haben Sie darauf direkten Zugriff. Wo früher Begrenzung war, erfahren wir nun kosmische Grenzenlosigkeit.

Kein Mensch kann nur mit seinem mentalen Bewusstsein in die vierte Dimension eintauchen. Denn es ist die Ebene der Gleichwertigkeit zwischen unseren Gehirnhälften, unserem Denken und Empfinden.

Die vierte Dimension ist die Grenzenlosigkeit des Geistes und auch die Überwindung von mentalen, emotionalen und spirituellen Mustern unserer dreidimensionalen Realität.

Sie merken, Geistiges Heilen ist wirklich eine Wissenschaft für sich. Durch die Übungen für den Aufbau des Energiekanals im 9. Wegweiser dieses Lehrbuches lernen Sie, diesen Hyperraum zu erreichen.

Die Zeitlosigkeit in der vierten Dimension hat weder Anfang noch Ende. Dieser Bereich besteht aus ewiger Regeneration sowohl im körperlichen als auch im geistigen Bereich.

In der vierten Dimension werden Probleme nicht analysiert, sondern durch Schwingungserhöhung transformiert. Nur im Zustand der Zeitlosigkeit vollzieht sich Geistiges Heilen. Vergangenheit, Gegenwart und Zukunft sind eins.

Der geometrische Ausdruck der vierten Dimension ist das Hologramm. In dieser Dimension wird das Individuelle mit seinem Unterscheidungsvermögen nicht mehr hervorgehoben. Wenn Sie die Einheit in allem erkennen, dann spüren Sie auch das Ganze in jedem Individuum. Jedes Individuum ist als Teil im Hologramm des Ganzen enthalten. Dieses Wissen ist bedeutsam für das Geistige Heilen.

Was bedeutet das konkret? Sie und ich, wir sind beide Menschen. Trotzdem sind Sie ein anderes Wesen. Unsere Gemeinsamkeit liegt im Seinszustand „Mensch". Unsere Einzigartigkeit drückt sich durch unsere Persönlichkeitsmerkmale aus. Trotz unserer Individualität ist unsere Seins-Essenz „Liebe". Alle Menschen, Wesen und Erscheinungsformen sind das Gleiche, aber nicht dasselbe.

Die vierte Dimension ist die energetische Ebene, die bis auf die Atome reicht. Deshalb können Sie in der vierten Dimension geistige und seelische Heilungsprozesse initiieren.

Es ist die Kraft, die alle Formen des Universums in Liebe zusammenhält. Das ist die gleiche Kraft, die Sie beim Geistigen Heilen einsetzen.

Von der vierten Dimension aus können wir den Quantensprung in die fünfte Dimension wagen. Während die vierte Dimension eine Transformationsebene ist, so zeichnet sich die fünfte Dimension dadurch aus, dass es hier keine Schwingungen gibt, die Trennung erlauben. Es ist die totale Abwesenheit der Trennung. Wer sich hier aufhält, darf sich fragen: „Hat es jemals ein Problem gegeben?“

Transformation heißt Wandlung. Das bedeutet nicht die Entfernung von Symptomen. Jeder Gedanke, etwas „wegmachen“ zu wollen, ganz gleich mit welcher Methode, bindet uns an die Realität der dritten Dimension. Symptomentfernungen sind ein Ausdruck der Ablehnung von dem, was ist.

Transformation bedeutet, die Dinge anzunehmen, wie sie sind und zu akzeptieren, dass sie existieren. Dann erfahren das Problem und das Symptom die göttliche Ausgleichung.

Wenn Sie Ihr Bewusstsein anheben, dann wird Ihr gesamtes Umfeld mit Ihnen wachsen. Sie bemerken dies daran, dass Sie mit anderen Menschen plötzlich über spirituelle Dinge sprechen, was vorher nicht möglich war. Die Anderen lernen über die Ausstrahlung und Informationen Ihrer Aura. Jeder lernt mit, jeder wächst mit.

Geistiges Heilen führt zu Ihrer Meisterschaft auf Erden. Es liegt allein in Ihrer Verantwortung, erleuchtet und selbstbefreit zu sein.

15. Wegweiser

Die Erd-Kundalini

Die Erd-Kundalini ist Ihre geheime Wurzelverbindung mit Mutter Erde.

„Wer über sich selbst hinaus will, muss in sich selbst hinabsteigen.“(Tibetanisches Sprichwort)

Aus dem Yoga wissen wir, dass jeder Mensch eine Kundalini hat. Ihre Basis befindet sich am unteren Ende der Wirbelsäule. Auch Mutter Erde besitzt eine Kundalini, die im Innersten der Erde - dem Kernkern - verankert ist.

Die Kundalini des Menschen ist unsere spirituelle Kraft, die als schlafende Schlange im Wurzel-Chakra solange ruht, bis wir sie bewusst erwecken und mit Achtsamkeit durch die Wirbelsäule bis zur Krone hin ausdehnen. Die Kundalini begleitet unsere spirituelle Entfaltung, indem sie unser irdisches Bewusstsein mit dem kosmischen Bewusstsein verbindet. Hierbei wird unser Geist mit neuen Inspirationen und Erkenntnissen beflügelt.

Die Kundalini der Erde ist die weibliche Energie der Schöpfung, die sich spiralförmig durch alle physischen, energetischen und mentalen Bereiche unserer Existenz bewegt. Es ist die pulsierende Kraft des Lebens, dargestellt als gewundene Schlange. Um in das Energiefeld der Erd-Kundalini zu gelangen, müssen wir eine Verbindung zur Seele herstellen und diese Kraft über die Wirbelsäule in den tiefsten Punkt der Materie lenken, wo Geist und Materie eins werden.

Die Verbindung mit der Erd-Kundalini wurde früher nur in Mysterienschulen gelehrt.

Wir befinden uns durch die globale Schwingungsanhebung in einem unermesslichen Selbsterneuerungsprozess, der unser Bewusstsein tief mit den Belangen der Erde verbindet. Deshalb können wir über unsere Körperintelligenz und unsere Seelenverbindung auch wieder zu den tiefsten Ebenen unseres physischen Seins vordringen – zur Erd-Kundalini. Was früher im Geheimen praktiziert wurde, ist heute für alle Menschen möglich.

Die mächtigen Schöpferkräfte der Erd-Kundalini helfen uns bei der Auflösung unserer menschlichen Begrenzungen. Durch die Kraft der Erd-Kundalini bringen wir das einseitige Vernunftdenken wieder mit allen Aspekten der Schöpfung in Synthese. Das befähigt uns, eigenmächtig direkt aus der Urkraft - dem tiefsten Kern von Mutter Erde - zu schöpfen.

Dieser Ort befindet sich sowohl außen als auch im Innersten des menschlichen Wesens. Von diesem Zentrum der stärksten Ur-Energien aus wandelt die Erd-Kundalini alles grundlegend um, was der Heilwerdung des Menschen und der Erde im Wege steht – und das intensiv, geradlinig und mit langfristiger Wirkung.

Die Verbindung zur Erd-Kundalini macht uns zu Eingeweihten des Innenreichs. Wir erfahren eine nachhaltige und tiefgreifende Transformation unserer Identifizierungen und eine tiefgehende menschliche Regeneration. Alle verborgenen Schätze irdischer und menschlicher Größe kommen wieder nach oben.

Manchmal geschieht es mit viel innerem Druck, um die Jahrtausend langen Verkrustungen aufzubrechen und die Altlasten, tiefsten Verletzungen und Illusionen in unbändige Vitalität umzuwandeln.

Dieser Wandlungsprozess verhilft uns jedoch zu einer heilsamen Neugeburt. Alles, was wir jetzt gemeinsam mit der Erd-Kundalini transformieren, wirkt lebenserhaltend und ist eine komplette Neuordnung.

Wer aus den tiefen Wurzeln der Erde tankt, hat das manifestierte Ergebnis bereits in den Händen: die allmähliche Erleuchtung der Erde mit Menschen in kristallin werdendem Bewusstsein.

Dank dieser ewigen Wahrheiten leite ich ganz bewusst den Kundalini-Strom zum Kernpunkt des irdischen Lebens: in den Schoß von Mutter Erde.

Wer den nach oben fließenden Kundalini-Strom nur einseitig nutzt, empfängt zwar kosmische Energien, andererseits verliert er dabei oftmals die Verwurzelung zur Erde.

Ohne Verwurzelung zieht uns die kosmische Kraft aus dem Körper heraus, wodurch sich die Lebensenergie und Vitalität schwächt. Dann heben wir im wahrsten Sinne des Wortes ab und haben Schwierigkeiten, den Alltag erfolgreich zu meistern. Der einseitig nach oben gerichtete Strom wird oft von körperlicher Labilität und Unwohlsein begleitet.

Um das energetische "Abheben" zu vermeiden, ist es sinnvoll, ein starkes irdisches Gefäß mit intensiver Wurzelkraft zu entwickeln.

Da sich mit dem absteigenden Kundalini-Strom auch das Seelenpotenzial in der Erde verankert, können wir durch den absteigenden Kundalini-Strom unsere ursprüngliche Lebensaufgabe mit den Ur-Energien der Schöpfung verbinden.

Der absteigende Kundalini-Strom bringt Geist und Materie in Synthese.

Der absteigende Kundalini-Strom führt uns Menschen zur Ganzwerdung auf Erden. Unser Denken, Fühlen und Handeln werden von höheren göttlichen Energien durchströmt, wodurch wir unser Alltagsleben durch spirituelle Kraft wandeln und steuern können. Dann bewegen wir uns mit der Erd-Kundalini durch alle Bereiche der Erde.

Wir beginnen uns symbolisch wie eine Schlange zu häuten und streifen die Hüllen der alten Identifizierungen ab, bis wir uns eines Tages als geflügelte Schlange mit unserem irdischen Reichtum wieder emporheben in die unermesslichen Weiten spiralförmiger Ewigkeiten.

Die Verbindung zur Erd-Kundalini ist der bedeutendste Schritt in die Kraft des Lebens. Es ist der ur-christliche Pfad der Kundalini-Erweckung, wie ihn auch die früheren Bewohner von Atlantis kannten.

Die Erd-Kundalini sucht sich ihren neuen Platz.

Es wird immer deutlicher, dass unser Leben heftig auf- und abschwingt - wie die Wellenbewegungen einer Schlange. Mutter Erde macht sich bereit, die geheime Wurzel ihrer Lebenskraft zu einem neuen Pol zu lenken.

Ein neues Bewusstsein manifestiert sich auf der Erde. Das bedeutet für uns Menschen intensivste Wandlungsprozesse, um unsere irdische Identität neu zu bestimmen und zu verankern.

Alles, was in Trennung ist, wird jetzt hochgespült. Keiner kann sich diesem Prozess entziehen. Ängste, Wut, Trauer und Ohnmacht nehmen immer größere Ausmaße an. Dies zu erleben. kommt vielen Menschen alles andere als eine Befreiung oder eine Verbesserung ihres Lebens vor.

Doch das Geschenk dieser Transformation ist bereits zum Greifen nah: Uns stehen unendlich viele neue Möglichkeiten offen, um die Begrenzungen der alten Macht und Kontrolle in eine Welt der Liebe, Schönheit und Harmonie zu wandeln.

Unser Verstand allein kann keinen tief greifenden Evolutionswandel vollziehen. Wir brauchen die Verbindung zum Herzen, aber noch viel mehr brauchen wir die Verbindung zum tiefsten magnetischen Punkt im Innern der Erde. Wenn wir uns mit der Erd-Kundalini vereinen, können wir uns gemeinsam mit Mutter Erde in eine neue Realität entfalten.

Die Erd-Kundalini verbindet uns mit den Magnetfeldern der Erde.

Für die Erde ist es nichts Neues, dass sich die Magnetfelder verschieben. Norden und Süden haben ständig ihre Positionen getauscht, denn sie sind stetig im Wandel. Wie die Wissenschaftler errechneten, steht jetzt eine erneute Umpolung wieder vor ihrem Höhepunkt.

Die Verschiebung der Magnetfelder überträgt sich auch auf unsere Körper-Energieströme.

Auch unser bisheriges menschliches Wertesystem erfährt eine unvorstellbare Wandlung durch diese Verschiebung.

Bis dieser Vorgang beendet ist, steht alles auf dem Kopf. Unser Leben wird im wahrsten Sinne des Wortes verrückt. Das bedeutet Chaos pur. Wenn wir jedoch die Kräfte dieser großen Transformation in Verbindung mit der Erd-Kundalini richtig nutzen, dann können wir als erneuerte Menschen aus unseren Begrenzungen heraustreten und ungeahnte Schritte in ganz andere Erfahrungswelten machen.

Der neue Navigator führt uns zur Liebe im Herzen.

Nur im Herzen sind wir sicher - es ist dort wie im Auge des Orkans. Im angstfreien Zustand der Bedingungslosigkeit der Liebe kann die allumfassende Transformation stattfinden, welche die Neuverankerung aller Energiefelder aktiviert.

Der bevorstehende Quantensprung auf Mutter Erde ist unvorstellbar und übersteigt alle kühnsten Vorstellungen.

Nicht einmal die alten Propheten waren fähig, den Schleier des Geheimnisses zu lüften, das uns jetzt erwartet.

Im Jahr 2000 begann für uns Menschen das kollektive Erwachen auf einer höheren Ebene.

Mit dem Jahre 2012 wird dieses Erwachen durch die Verschiebung der Erd-Kundalini vollendet sein.

Dann hat sie ihr Ziel erreicht: Sie ist an ihrem ur-weiblichen Pol in Chile angekommen. Im Jahr 2009 befinden wir uns also jetzt in der Endphase dieser umfassenden Transformation und Neuorientierung.

Keiner wird wissen, wie das neue Ufer des Lebens aussieht, doch die richtungweisenden Schilder für die große Reise sind bereits aufgestellt.

Der Navigator ist das Herz und das Ziel der Reise ist unsere Verankerung in der Erd-Kundalini.

16. Wegweiser

Die Wirbelsäule - Kanal zwischen Erde und Himmel

Immer mehr Menschen reagieren auf Stress mit Depressionen, Unlust oder Angst. Viele haben starke Muskelverspannungen. Die daraus resultierenden schmerzhaften Symptome zeigen uns, dass die Psyche im menschlichen Körper leidet.

Diesen Kreislauf können Sie durchbrechen, indem Sie der Wirbelsäule die Möglichkeit geben, sich über die Verbindung zur Erd-Kundalini - vom Steißbein bis zum Atlasgelenk - neu aufzurichten. Nicht nur die Psyche beeinflusst Ihren Körper, umgekehrt wirkt sich die Körperhaltung auch auf Ihr Inneres aus.

Durch die bewusste Aufrichtung der Wirbelsäule kommen Ihre Lebensenergien wieder in Fluss. Ihre Atmung wird immer freier und Ihre Muskeln lockern sich. Ihre Wirbelsäule sollte biegsam sein wie eine Schlange, damit Sie Ihren Körper in alle Richtungen bewegen können.

Neben diesen körperlichen Aspekten hat Ihre Wirbelsäule auch wichtige spirituelle Funktionen. Sie ist das energetische Bindeglied zwischen Himmel und Erde.

Als Anwender des Geistigen Heilens können Sie in den spirituellen Bereich der Wirbelsäule eintauchen und Ihre Wirbelsäule durch die Kraft der Erd-Kundalini neu aufrichten. Wenn Sie die Selbstheilungskräfte Ihrer Wirbelsäule aktivieren, dann können Körper, Geist und Seele wieder ihre Ganzheit feiern.

Der spirituelle Hintergrund unserer Wirbelsäule

In der Blütezeit von Atlantis verfügte der Mensch über ein multidimensional funktionierendes Körpersystem. Die Wirbelsäule war aufgerichtet vom Steißbein bis zum Atlasgelenk. Jeder Wirbel saß in seiner perfekten Position. So war die Wirbelsäule vollkommen mit der kosmischen Ordnung verbunden. Die Erd-Kundalini durchströmte jeden Winkel der Wirbelsäule. Sie ermöglichte dem Menschen, die Aufrichtung zum Kosmos.

Die Energie unseres achten Chakras, des Seelensterns, konnte ungehindert durch die gesamte Wirbelsäule strömen. Somit waren auch die anderen Chakren mit der Seelenenergie verbunden. Die physische Verwurzelung über das Steißbein bis hin zum Erdenstern war harmonisch mit der Erd-Kundalini verbunden, der spirituellen Urkraft von Mutter Erde.

Alle Atlanter besaßen diese grundlegende Ausrichtung, unabhängig von ihrem individuellen menschlichen Ausdruck. Sie lebten miteinander wie die vielfältigen Zellen eines gesunden menschlichen Körpers. Ein von der Einheit getrenntes Ego gab es nicht. Die Menschen der damaligen Zeit kannten keine Bewertung und waren frei von Neid, Missgunst und Angst. Die weibliche Urkraft der Göttin ISIS erlebte dort einen unermesslichen Höhepunkt: Alles war im Fluss, alles war ausgewogen und miteinander verbunden.

Möglicherweise war Atlantis auch ein Symbol für den Garten Eden. Als Adam und Eva vom Baum der Erkenntnis aßen und ihnen das Gute und Böse bewusst wurde, mussten sie ihr Paradies verlassen. So geschah es auch den Atlantern.

Nach dem Fall von Atlantis entwickelten die Menschen ein Ego, das getrennt war vom Bewusstsein der Ganzheit.

Wie mir die geistige Welt mitteilte, war die Ursache für diese Entwicklung in Atlantis die natürliche Fortbewegung der Erd-Kundalini (Erdschlange) in andere Bereiche der Erde. Dieser Rückzug war das Ende der machtvollen weiblichen Energie in Atlantis.

Das isoliert männliche Bewusstsein, welches das Detail aus der Ganzheit nimmt, begann sich zu etablieren. Der Blick für das Ganze ging verloren. So entstand ein Missklang im Kräfteaustausch, an dessen Folgen Atlantis unterging. Dieser Untergang hatte folgenschwere Auswirkungen auf die gesamte spätere Menschheit.

Durch die energetische Fragmentierung in Atlantis wurde auch das Atlasgelenk aus seiner Verankerung herausgelöst. Damit trennte sich auch die Seelenenergie von den übrigen Chakren (mit Ausnahme des Herz-Chakras) und die Verbindung zur Erd-Kundalini - dem Weiblichen in uns – verdichtete sich.

Intuitiv wusste man, dass die Schlange die Ursache für diese Veränderung war. So wurde die Schlange des Lichtes, unsere Erd-Kundalini, zur bösen Verführerin degradiert. Ein Fehlurteil mit verheerenden Folgen. Kein Wunder, dass man die Verwurzelung mit der Erde als suspekt ansah. Im Mittelalter wurden die weisen Frauen, die mit der Erde verbunden waren, als Hexen verteufelt.

Das Erdinnere galt als die Hölle, in der die „bösen“ Menschen unerträglich leiden mussten.

Bedeutung der Erd-Kundalini für die Wirbelsäule

Ohne die Erde können wir Menschen uns nicht entwickeln. Die Erde ist unsere Mutter und aus ihren Zellen ist unser Körper entstanden.

Wir brauchen auch die Verbindung zur Erd-Kundalini, damit sich unsere Wirbelsäule energetisch aufrichten kann. Nur so wird die Erde unser Sprungbrett in den Kosmos und der Baum des Lebens kann sich von der Wurzel bis zur Krone in uns entfalten.

Damit die Kraft der Erd-Kundalini in uns vollständig hochsteigen kann, muss auch der oberste Halswirbel, das Atlasgelenk, wieder richtig positioniert sein.

Der Atlas trägt nicht nur den Kopf, sondern hält ihn auch für die kosmischen Informationen beweglich. Auf diese Weise kann die Energie der Seele wieder in den Körper und von hier zurück zur erleuchteten Materie und damit zur Erd-Kundalini fließen. Der Kreislauf schließt sich, wenn die Energie der Erde durch die Wirbelsäule wieder in den Kosmos aufsteigen kann.

Diesen Zustand können wir bei den altägyptischen Pharaonen und den ISIS-Monumenten erkennen: Aus ihrem dritten Auge sieht man oft den Kopf einer Schlange hervortreten. Es ist das Symbol der Erd-Kundalini, die aus der Erde emporgestiegen ist.

Wie mir die geistige Welt zeigte, ist unser Durchbruch zur fünften Dimension nur über die Wirbelsäule möglich. Die fünfte Dimension war auch die Ebene, in der die Atlanter ihr Leben führten. Es ist die Mitschöpferebene.

Als Atlantis vor zirka 13.000 Jahren unterging, lebten die Menschen im Löwen-Zeitalter, dem Gegenpol zu unserem aktuellen Wassermann-Zeitalter. Die spirituelle Aufrichtung der Wirbelsäule, die uns damals verloren ging, können wir jetzt wieder herstellen.

Die Zeit ist reif für einen evolutionären Quantensprung der Menschheit: Wenn die Erd-Kundalini die Wirbelsäule trifft, dann erhalten wir die Eintrittskarte ins Paradies auf Erden!

Wie wirkt sich nun diese evolutionäre Bewegung aus?

Die heftigen inneren und äußeren Lebensbewegungen zwingen uns Menschen zu einer ganzheitlichen Lebenskorrektur, die sich nicht nur im Geiste, sondern ganz besonders in der Materie des Lebens zeigt.

Seit 2009 erhalten wir astrologisch eine optimale Unterstützung von „Pluto im Steinbock". Pluto führt den Steinbock kompromisslos aus seiner Verzerrung in die Urposition zurück: Der Steinbock wird wieder zur Steinziege und kommt in seine urweiblichste Kraft zurück - dem Symbol der erleuchteten Materie.

Unsere Wirbelsäule spielt also in der menschlichen Entwicklung derzeit die absolute Hauptrolle. Die Wirbelsäule, wie könnte es auch anders sein, ist das Hauptsymbol der Steinziege und des aufgerichteten Menschen.

Die perfekte Aufrichtung der Wirbelsäule ist ein geistiger Prozess der Transformation.

Mit Ihrer aufrechten Haltung gehen Sie in allen Lebensbereichen natürlich und ausgelotet durchs Leben.

17. Wegweiser

Die Seelenverschmelzung

Die Seelenverschmelzung ist eine hohe Gotteseinweihung, die Ihnen dabei hilft, die Dichte Ihrer Alltagsrealität zu überwinden.

Durch diese Einweihung werden Sie an ein höher dimensionales Stromnetz angeschlossen. Ihr Energiefeld wird dabei extrem angehoben. Die Seelenverschmelzung ist für Anwender des Geistigen Heilens ein besonderes Geschenk zur Schwingungsanhebung.

Bei der Seelenverschmelzung vereinigt sich Ihre Seelenenergie (Seelenstern) mit dem energetischen Herzen der Erde. Das bedeutet eine spirituelle Verbindung mit der elementaren Substanz der Materie. Auch Ihr physischer Körper ist entstanden aus dieser Ursubstanz von Planet Erde.

Die Erde öffnet sich nur für die reine Seelenenergie. Deshalb muss Ihr Bewusstsein innerlich leer wie ein Bambusrohr sein, denn nur so können Sie Ihre Seelenenergie durch Ihren Energiekanal in die Erde lenken.

Wenn die Erde die reine Kraft Ihrer Seele erkennt, dann öffnet sie sich, um Ihre Seelenenergie in sich aufzunehmen. Diese Verbindung von Geist und Materie nennt man die mystische Hochzeit, bei der die Christus-Energie in Ihnen entflammt wird.

Vor der Seelenverschmelzung hat die Christus-Energie nur in Ihnen geschlummert. Durch die Seelenverschmelzung wird die Christus-Energie in Ihnen vollständig aktiviert.

Nach der Seelenverschmelzung steigt die Christus-Energie wieder durch alle Erdschichten nach oben. Sie strömt dann weiter durch Ihren Energiekanal und alle Chakren hinauf bis zum Seelenstern. Dabei erfahren Ihre Körperzellen bis auf DNS-Ebene eine extreme göttliche Lichtsteigerung.

Die Informationsträger Ihrer DNS können nun viel höhere Gottesinformationen aufnehmen. Sie entfalten auch eine bessere Regenerationsfähigkeit und besitzen die Fähigkeit, Informationen des Massenbewusstseins über die körperliche Ebene zu transformieren.

Da Sie durch die Seelenverschmelzung die Vereinigung von Geist und Materie bis auf Zellebene integriert haben, können Sie durch Geistiges Heilen auch alle Alltagskonflikte schneller transformieren.

Jeder Winkel Ihres Bewusstseins wird nun mit den Schwingungen der Einheit genährt. Körper, Fühlen und auch Denken werden zu einer neuen Ganzheit. Durch die Seelenverschmelzung entfaltet sich Ihr göttliches Potenzial auf Erden.

Die Seelenverschmelzung verstärkt Ihren Informationsaustausch mit dem Kosmos. Sie werden fähig sein, Neues zu erschaffen. Das Spektrum dieser Möglichkeiten ist so unendlich weit, dass es den Rahmen dieses Buches sprengt.

Durch die Seelenverschmelzung erhalten Sie auch verstärkten Zugang zu allen Informationen im Innern der Erde.

Sie werden mehr und mehr eins mit dem Magnetfeld der Erde. Das befähigt Sie, Ihre Gedanken konzentrierter zu bündeln. Innere Zentriertheit und Klarheit stärkt Ihre Manifestationskraft.

Die Seelenverschmelzung verhilft Ihnen zu neuer Sicherheit, Mut und Vertrauen. Es zeigt sich ein neues Bewusstsein der Übereinstimmung mit allem, was ist.

Die Seele ist Ihre natürliche Kraft und Weisheit, Ihr höchstes Potenzial, dass Sie sich in Ihren vergangenen Leben erworben haben. Es ist Ihr göttliches Erbe, das Ihnen die Möglichkeit gibt, voll und ganz Ihren Seelenplan zu erfüllen.

Früher war die Seelenverschmelzung nur durch jahrelanges Training erreichbar.

Heute kann jeder, der die Seele als inneren Wegweiser wählt, die Einweihung zur Seelenverschmelzung erreichen. Meiner Meinung nach sind bereits viele Menschen für diese hohe Einweihung bereit. Sie müssen nur erfahren, dass es diesen Weg gibt.

Was bewirkt die Seelenverschmelzung im Alltag?

Der wichtigste Schritt ist, mit der Seelenenergie zu lernen, sich der Führung des Herzens anzuvertrauen.

Bleiben Sie gelassen. Verzichten Sie auf bewertende Argumentationen. Lassen Sie sich nicht durcheinander bringen von den Gedanken anderer Menschen, sondern erden Sie sich und nehmen Sie Herzensverbindung auf.

Spüren Sie Ihren Körper und sagen Sie sich selbst, dass Sie sich lieben, mit allem, was ist.

Sie werden bemerken, dass Sie immer weniger Lust haben, sich mit Problemen zu beschäftigen. Der Grund dafür ist, dass sich die Energien der Trennung aus Ihrem Bewusstsein immer mehr entfernen.

Wenn Sie ein Problem nicht mehr spüren, dann löst es sich auf. Ihr Kopf wird frei für neue Impulse der Einheit. So manifestieren Sie immer weniger Probleme und dafür mehr Freude, Zuversicht und Liebe in allen Lebensbereichen.

Sie erspüren Ihren Lebensweg durch die Impulse der Seele und setzen Meilensteine für Ihre neue spirituelle Entwicklung. Lassen Sie zerstörerische Machtkämpfe los und seien Sie ganz präsent mit dem, was Sie in Ihrem Herzen fühlen.

Manchmal fragen Sie sich vielleicht, ob Ihr eingeschlagener Weg auch richtig ist. Doch wenn Sie mit Ihrer Seele verbunden sind, dann spüren Sie Ihre innere Kraft immer wieder neu. Sie können in die tieferen Ebenen Ihres Wesens eintauchen und die Vergangenheit transformieren.

Sie brauchen das Leben nicht zu beschneiden oder zu kontrollieren, um Veränderungen herbeizuführen. Die Steine auf Ihrem Weg brauchen nicht von rechts nach links geschoben zu werden. Sie wissen jetzt, wie Sie von Innen heraus den Geist in der Materie formen können. Das soll nicht heißen, dass Sie nicht mehr handeln dürfen. Sie müssen sogar handeln. Doch Ihre Handlungen werden nun immer öfter aus dem Herzen kommen.

Suchen Sie nicht das Plus, um das Minus auszugleichen. Vereinen Sie vielmehr das Plus und das Minus. So transformieren Sie Ihren Mangel. Dann ist Fülle Ihr neuer Seins-Zustand. Die Kraft Ihrer Seele hilft Ihnen bei diesem Transformationsprozess.

Durch die Seelenverschmelzung steigern Sie auch Ihre Heilungspotenziale. Sie werden fähig sein, göttliche Heilungskräfte bis in die tiefsten Bewusstseinsebenen der anderen Menschen zu übertragen.

Die Stufen Ihres Lebenspfades sind vorgeschriebene Lernaspekte.

Kein Mensch kann die Lernstufen überspringen. Jede einzelne Stufe muss gemeistert werden. Jedes Weiterkommen in höhere Ebenen des Seins wird durch Lebensprüfungen getestet. Der Aufstieg ins Licht vollzieht sich genauso wie die Lernabschnitte in einer irdischen Schule.

Manche Menschen gehen den Lebensweg rasch und leichten Schrittes, andere wiederum brauchen mehrere Lebzeiten bis zur nächsten Entwicklungsstufe.

Durch die Seelenverschmelzung können Sie die Schritte zur inneren Meisterschaft mit neuer Leichtigkeit bewältigen.

Lebensprüfungen sehen äußerlich verschieden aus, innerlich haben sie jedoch den gleichen Inhalt. Bei jeder Prüfung sind Sie aufgefordert, Ihr Ego zu transformieren, indem Sie Ihre Identifikationen mit Leid, Trennung, Angst und Aggressionen loslassen.

Die Prüfungen schickt Ihnen das Leben. Sie zu meistern, liegt in Ihrer persönlichen Fähigkeit. Je mehr Sie Ihre Wahrnehmung auf Liebe und Einverstandensein richten, desto stärker können Sie Ihre eigene Schöpferkraft zum Wohle aller Menschen einsetzen.

Der spirituelle Weg der Seele geht über die Führung des Herzens. So finden Sie die Einheit auch im äußeren Leben.

Spiritueller Hintergrund zur Einweihung

Die Seele ist die höchste Schwingung und die machtvollste Energie Ihres Lebens. Sie fungiert als Zwischenstation zwischen dem Göttlichen und dem Irdischen. Frei von Identifizierungen repräsentiert die Seelenenergie Ihr höheres kosmisches Bewusstsein.

Während der atlantischen Blütezeit lebten die Menschen in bedingungsloser Ganzheit: Ihre Seelenenergie war in allen Chakren verankert.

Seit dem Sturz in Atlantis, der durch Machtmissbrauch und Manipulationen zustande kam, erleben wir Menschen heute immer noch die schmerzliche Erfahrung der Trennung von der Einheit.

Die Seelenenergie blieb nur noch im Herz-Chakra verankert. Das ist bis heute so und wird durch die Einweihung der Seelenverschmelzung wieder aufgelöst.

Da die Seele aus den Chakren entfernt wurde, konnten wir Menschen die Kraft der Seele auch nicht mehr in unseren Alltag einfließen lassen.

Alle Chakren und alle Bewusstseinsbereiche, die den Chakren zugeordnet werden, sind damals in die Trennung gegangen. Dadurch war das Potenzial der göttlichen Einheit nicht mehr für uns Menschen erfassbar.

Der Weg zurück zur Einheit kann sich über die Seelenverschmelzung neu vollziehen. Wenn die Seele wieder in Ihren körperlichen Dimensionen verankert ist, dann werden Sie die Energien der Einheit auch körperlich erspüren. Sie fühlen dann, was richtig und was verkehrt ist.

Einfach nur „sein“ mit der Kraft der Seele macht Sie zu einem authentischen Menschen, der seinen Seelenweg mit der Führung des Herzens geht.

Mit der Seelenverschmelzung beginnt ein neuer Abschnitt Ihrer persönlichen Entwicklung. Dies ist der Anfang eines wundervollen Weges, auf dem Sie lernen, alle Ebenen dieser Welt tiefer zu verstehen und zu integrieren.

Diese Einweihung kann nur durch einen Meister auf den Schüler übertragen werden. Informationen dazu finden Sie auf meiner Webseite: www.yowea.com.

Ablauf der Einweihung zur Seelenverschmelzung

1. Aufbau des Energiekanals: Erden, Hand aufs Herz, Neutralität, nochmals Herzkontakt, Inneres Kind, Seelenstern und Erdenstern.

2. Die Energie Ihrer Seele strömt durch Ihren Körper, immer tiefer nach unten bis zu den Füßen und von hier in die Erde hinein, immer tiefer.

3. Tief in der Erde öffnet sich der Erdkern, der Seelenverschmelzungspunkt. Dort verschmilzt die Seelenenergie mit der Erde

4. Wenn die Seele mit der Erde verschmolzen ist, dann strömt eine neue unbekannte Energie nach oben. Es ist die Christus-Energie, die im Seelenverschmelzungspunkt angezündet wurde.

5. Die Energie wandert durch alle Chakren zurück zum Seelenstern. Dort verschmilzt die Energie noch einmal.

6. Dann strömt die Energie zurück zum Körper, in alle Aura-Schichten, in alle Hormonsysteme, in alle Körperorgane, bis in die Zellen und die DNS.

7. Jetzt wird der Lichtkörperprozess auf den Informationsträgern der DNS aktiviert und der Lichtkörperprozess kommt in Gang.

8. Eine Welle von Energien durchströmt Ihren Körper und gibt das Tor für die neuen höheren Energien der Seele frei.

18. Wegweiser

Die sieben Urprinzipien der Schöpfung

Das geistige Urprinzip der Schöpfung ist der kreative Tanz zwischen Gott und Göttin, zwischen Yin und Yang. Alles Lebendige wurde aus diesem Tanz erschaffen. Diese Schöpferkraft durchströmt jeden Menschen, jedes Wesen, die Welt und den Kosmos.

Sie ist das schöpferische Lebensprinzip in der Natur, das seit Urbeginn der Welt existiert, um sich immerfort zu verwirklichen.

Der gesamte Kosmos besteht aus Schwingungen. Überall ist Energie. Das Einzige, das es nicht gibt, ist das NICHTS.

Alles ist Energie! Alles entspringt der Quelle des göttlichen Tanzes. Dieses unerschöpfliche Potenzial der Schöpfung schwingt im gesamten Kosmos. Immerfort entstehen neue Formen und Realitäten.

Diese feinstoffliche Ursubstanz des Lebens kann jeder Mensch als Energie fühlen. Was wir mit dieser Ursubstanz machen, ist uns freigestellt, denn wir haben den göttlichen Willen als Geschenk für unsere Reise zur Erde mitbekommen.

Der göttliche Geist ist in jeder Ausdrucksform des Lebens, ganz gleich, welche Realität Sie persönlich erleben.

Die unterschiedlichen Formen des Lebens, also Ihre Realität, entsteht durch Ihre eigenen mentalen und visuellen Vorstellungen, die Sie in die Welt schicken. Jeder Gedanke, den Sie absenden, geht eine Verbindung mit der schöpferischen Kraft der Natur ein. Auf diese Weise entsteht Materie: alles was Sie sehen, fühlen, riechen, schmecken und hören, ist Ihre eigene Manifestation auf Erden.

Die höchste Qualität Ihrer Manifestationen erreichen Sie, wenn Ihre Ideen aus der Mitte des Herzens entspringen. Es geht also nicht nur darum, was Sie erschaffen, sondern auch darum, mit welcher Qualität Sie Ihre neuen Ideen verwirklichen.

Je reiner die Kraft Ihrer Gedanken ist, desto stärker werden Sie positive Resultate im Alltag erzielen. Wenn Sie Ihr Herz und Ihren Verstand fließend in Einklang bringen, werden Ihre Manifestationen von Liebe genährt und durchströmt.

Durch die Verbindung zum Herzen bringen Sie Ihren freien Willen mit dem göttlichen Willen in Übereinstimmung. Dann hören Sie die Stimme der Seele, die Ihnen fortwährend zeigt, wo der Weg langgeht.

Lassen Sie die lauten Denkimpulse los und hören Sie auf das innere Flüstern Ihrer Seele.

Ihre Seele ist immer mit dem Kosmos verbunden. Durch die Verbindung zur Seele empfangen Sie auch Ihren Lebensplan, der Ihre kosmischen Entscheidungen für dieses Erdenleben enthält. Alle Aufgaben, die Sie sich für dieses Leben vorgenommen haben, werden Sie durch das Flüstern Ihrer Seele erfahren.

Ihre Seele ist die Sendestation, damit Sie Ihre speziellen Aufgaben neben den vielen anderen Möglichkeiten erkennen können, die es auch noch gibt.

Ihr Seelenplan enthält alle Themen, die Sie in diesem Leben verwirklichen möchten. Genau für diese Aufgabe wurden Sie ausgerüstet. Ihnen stehen alle Schwingungen und Impulse zur Verfügung, damit Sie Ihrer Aufgabe gerecht werden können.

Setzen Sie Ihren freien Willen ein und bringen Sie ihn mit der Schwingung Ihrer Seele in Übereinstimmung. So können Sie Ihr kosmisches Drehbuch für Ihre göttliche Geschichte hier auf Erden schreiben.

Es spielt keine Rolle, ob Ihre Lebensaufgaben leicht oder schwierig sind. Das einzig Wichtige ist Ihre Wahrhaftigkeit, Ihre Liebe zu sich selbst und Ihr Wunsch, im großen kosmischen Orchester, Ihre Melodie zu integrieren.

Richard Bach schreibt in seinem Buch „Illusionen": "Probleme sind da, weil wir ihre Geschenke suchen." Probleme sind eine Möglichkeit, um neue Erfahrungen zu machen und ein Stückchen mehr in Ihrer eigenen Größe zu landen: im Tempel Ihrer eigenen Seele.

Nutzen Sie die unermesslichen Möglichkeiten des Lebens und entwickeln Sie sich gemäß Ihrem Seelenplan. Das stärkt auch Ihre Fähigkeiten des Geistigen Heilens.

Richten Sie Ihren Blick nach innen und erkennen Sie, wer Sie wirklich sind: Sie sind ein göttliches Wesen mit unbegrenzten Möglichkeiten. Machen Sie von Ihrer Mitschöpferkraft Gebrauch! Erschaffen Sie, was Ihr Herz begehrt!

Seien Sie ganz authentisch. Nur so erhalten Sie, was Sie sich wirklich wünschen. Ehrlichkeit bringt Ihre Persönlichkeit zur Geltung und damit zum Erfolg.

Erfolg ist nicht nur abhängig von Ihrer Ausbildung, Ihren Fähigkeiten oder finanziellen Mitteln. Erfolg ist die Folge Ihrer Gedanken, die fotografisch getreu nach Ihren innersten Überzeugungen in Ihre Realität kommen.

Formulieren Sie so genau wie möglich Ihr Ziel und spüren Sie mit allen Sinnen, dass Sie Ihr Ziel erreichen. Fühlen Sie sich ganz mit Ihrer Seele verbunden. Seien Sie sich gewiss, dass Sie genau die Realität erschaffen werden, die Sie jetzt energetisch manifestieren.

1. Urprinzip - AKZEPTANZ

Akzeptieren Sie immer, was Sie geschaffen haben.

Alle Manifestationen sind Ihrem Bewusstsein entsprungen, denn es waren Ihre Gedanken und Gefühle, die Sie verwirklicht haben.

Wenn Sie eine neue Idee manifestieren möchten, die der früheren Vorstellung widerspricht, dann lehnen Sie das Alte nicht ab, sondern de-kreieren Sie, was Sie nicht mehr haben wollen.

De-kreieren Sie diese alten Vorstellungen durch folgende Formel: „Löschen, löschen, löschen, dass ich glaubte, dieses haben zu wollen. Ich lasse diese Idee los. Ich bin frei. Ich treffe eine neue Wahl: Ich wähle.... jetzt! Danke, danke, danke."

Akzeptanz ist die schöpferische Grundhaltung. Sie ist Ihre klare und neutrale Basis, auf der Sie neue Manifestationen erschaffen können.

Respektieren Sie alle Ihre Schöpfungen, auch die, die Sie wieder loslassen wollen. Setzen Sie Ihre Schöpferkraft weise ein.

Akzeptanz ist der erste Schritt für jede neue Manifestation.

Konzentrieren Sie sich nicht auf negative Nachrichten. Solange Sie mit Katastrophen beschäftigt sind, verbinden Sie sich auch mit diesen Energien. Je deutlicher und eindrucksvoller die Beschreibungen sind, desto mehr kommen Sie mit ihnen in Resonanz. Wenn Sie von einer Katastrophe hören, dann bitten Sie um Segnung für sich und die anderen. Auf diese Weise können negative Schwingungen nicht in Ihr eigenes Energiefeld eindringen.

Seien Sie sich bewusst, worauf Sie Ihre Aufmerksamkeit richten. Wenn Sie Ihre Aufmerksamkeit auf etwas richten, dass Sie ablehnen, dann kommt es in Ihren Erfahrungsbereich. Richten Sie deshalb Ihre Aufmerksamkeit auf das, was Sie erleben möchten und nicht auf das, was Sie vermeiden wollen.

Wenn andere Menschen Unfrieden erleiden, dann belassen Sie es bei ihnen. Bitten Sie um göttlichen Segen und sagen Sie sich, dass jeder Mensch seine eigenen Manifestationen erschaffen darf. Akzeptieren Sie das göttliche Gesetz der Ordnung. Denn nichts was geschieht, kann außerhalb dieser Gesetzmäßigkeit sein. Gott ist in allen Erscheinungsformen.

Wenn andere Menschen unglücklich sind, dann geben Sie ihnen ein gutes Beispiel. Zeigen Sie ihnen, wie sie Freude im Leben manifestieren können. Stimmen Sie sich nicht auf deren Unzufriedenheit ein, sonst verbinden Sie sich mit dieser Energie.

Jeder Mensch darf seine eigenen Erfahrungen machen. Jeder hat das Recht, für sich zu wählen. Zeigen Sie anderen, wie sie neue Erfahrungen machen können.

Heilen Sie die Vergangenheit, indem Sie alles akzeptieren, was war. Dann werden Sie frei, um zu erschaffen, wozu Ihre Seele Sie ermutigt.

Sie können jedes Ereignis in Ihrem Leben ändern. Sie sind der einzige Mensch, der seine Gedanken aus dem kosmischen Strom aller Gedanken auswählt. Keiner kann Ihre Realität wirklich beeinflussen, es sei denn, Sie erlauben es.

Vertrauen Sie Ihrer Kraft. Gott hat Ihnen den freien Willen gegeben. Nutzen Sie ihn! Erlauben Sie, dass andere Menschen ebenfalls ihre Realität erschaffen.

Jedes Problem ist eine Herausforderung, um die höhere Wahrheit hinter der Begrenzung zu erkennen. Alle Menschen können wählen – jeder ist frei zu denken, was er will. Das ist unsere Gottesmacht.

Lieben Sie sich, loben Sie sich, ehren Sie sich und preisen Sie sich: Diese Grundschwingung gibt all Ihren Manifestationen göttliche Qualitäten. Wenn Sie Ihre Wünsche segnen, dann werden Ihre Projekte wunderbare Vollkommenheit annehmen.

2. Urprinzip – LIEBE

Lieben Sie alles, was ist, denn es trägt Ihren Stempel.

Alles, was Sie sehen, ist Ausdruck Ihres Selbstwertes und Ihrer tiefsten Überzeugungen. Lieben Sie, was Sie erschaffen haben, damit Sie sich wert fühlen, neue Schöpfungen hervorzubringen.

Wenn Sie sich mit der Kraft der Liebe entfalten, dann werden Ihre Manifestationen immer umfassender. Je mehr die Liebeskraft wächst, desto größer ist die Kraft, mit der Sie manifestieren können.

Fühlen Sie sich im Einklang mit sich selbst, um zu erschaffen, was Sie wirklich wollen. Liebe steckt in allen Dingen, die Sie mögen.

Lassen Sie sich von Ihrer Seele zu den richtigen Plätzen führen. Achten Sie auf Ihr feines Gespür. Worauf Sie sich konzentrieren, das holen Sie sich in Ihre eigene Realität.

Der Kosmos, das Leben und jeder andere Teil der Schöpfung sind ein Spiegel von Ihnen. In allem reflektiert sich Ihr Bewusstsein. Wenn Sie schlecht drauf sind, dann spiegelt Ihnen das Leben gerade Ihre eigenen Gedanken. Sie erfahren sich selbst durch den Spiegel des Lebens.

Es ist wichtig, dem Fluss des Lebens zu vertrauen, dass genau das Richtige kommen wird. Der ganze Kosmos reagiert auf Schwingungen, darauf dürfen Sie vertrauen.

Wenn Sie mit Menschen zusammen sind, die negativ sind, dann beklagen Sie sich nicht.

Versuchen Sie auch nicht, diese zu erziehen. Konzentrieren Sie sich vielmehr auf sich selbst und bitten Sie um Liebe für sich.

Respektieren Sie die anderen Menschen und deren Wahl. Geben Sie sich selbst die Möglichkeit, immer im Fluss der Liebe zu bleiben. Die richtige Schwingung erkennen Sie daran, dass Sie sich leicht und beschwingt fühlen.

3. Urprinzip – FÜHLEN

Spüren Sie, was Sie wirklich wollen – es entspricht Ihrem Seelenplan.

In Ihrem Verstand sind nur die Vorstellungen gespeichert, die Sie von anderen übernommen haben. Spüren Sie tief in sich hinein, um zu erkennen, welche Informationen aus den Bildern der Seele kommen. Sie erkennen es daran, dass Sie sich mit den Schwingungen ganz identisch fühlen, die von der Seele kommen. Wenn Sie tief in sich hineinspüren, dann werden Sie erkennen, was Ihrer innersten Wahrheit entspricht.

Es ist Ihr Maßstab, an dem Sie erkennen können, was Ihrem Seelenplan entspricht. Die Impulse der Seele geben Ihnen das stärkste Gefühl der Identität mit sich selbst. Dann fühlen Sie sich erfüllt und sind einverstanden mit allem, was ist.

Die elementaren Kräfte der Schöpfung – Feuer, Erde, Wasser und Luft - haben kein Ego. Sie können keine logisch linearen Gedanken verstehen. Ihre Welt sind die Gefühlsbilder.

Wenn Sie Gefühlsbilder visualisieren, dann geben Sie den schöpferischen Kräften des Lebens die besten Impulse zur Manifestation.

Achten Sie auf Ihre Motivation! Sie erschaffen, was Sie in visuellen Bildern denken und fühlen – exakt wie eine Fotografie! Ihre Gefühlsbilder sind die stärkste Kraft zur Manifestation.

Seien Sie sich Ihrer Gedanken und Gefühle bewusst, wenn Sie manifestieren. Wenn Sie sich etwas wünschen, dann erlauben Sie, dass es geschieht. Lassen Sie die Angst vor Misserfolg los.

Fühlen Sie sich berechtigt, genau das zu erhalten, was Sie sich ersehnen. Lösen Sie sich von innerer Kontrolle, damit Sie Ihr Ziel mit Leichtigkeit erreichen. Kontrolle schafft neue Kontrolle.

Die schöpferischen Kräfte folgen immer Ihrer Aufmerksamkeit. Achten Sie deshalb auf Ihre inneren Gefühle, denn diese sind gleichermaßen in Ihrer Manifestation enthalten.

Seien Sie sich ganz bewusst, was Sie wirklich wollen, denn es wird in Erscheinung treten.

Verbinden Sie Ihren Willen mit der Qualität Ihres Herzens. So erreichen Sie die besten Resultate bei Ihren Manifestationen.

4. Urprinzip – NEUTRALITÄT

Neutralität ist das Tor zum Feld aller Möglichkeiten.

Neutralität erreichen Sie, indem Sie die Dinge so akzeptieren, wie sie sind: Ihren Mangel und auch Ihren Reichtum. Es ist wichtig, so oft wie möglich im Herzen zu sein und das bedingungslos. Nur so kommt das Leben ins Fließen.

Wenn Sie neutral im Herzen sind, liebend und akzeptierend, dann vernetzen Sie sich mit allen Möglichkeiten. Dann haben Sie Zugang zum kosmischen Internet und können dort bestellen, was Ihrem Herzen entspricht.

Mit der Energie des Herzens sind Sie nicht an die dreidimensionale Logik gebunden, sondern dürfen die erweiterte kosmische Software herunterladen, die genau das bereit hält, was Sie sich gewünscht haben.

In der inneren Neutralität spüren Sie, was Sie „wirklich" wollen. Je mehr Sie aus der inneren Mitte heraus manifestieren, desto mehr kosmische Leistungspotenziale stehen Ihnen zur Verfügung, um Ihre Ziele erfolgreich zu realisieren.

Betrachten Sie die Sonnenuhr: Nur wenn sie im Zenit steht – also in der Neutralität - hat sie keinen Schatten. Das Gleiche gilt auch für Ihre Manifestationen: Womit Sie innerlich in Resonanz sind, das ziehen Sie an. So funktioniert das Gesetz der Manifestation!

Denken Sie daran, dass Ihre Wünsche aus der Neutralität des Herzens entstehen müssen, damit es ganzheitliche Manifestationen werden.

Alles, was Sie denken, kommt in Ihre Realität. Deshalb ist es wichtig, aus dem Bewusstsein der inneren Neutralität zu manifestieren.

Ihre innere Mitte ist die Brücke, um Wunder und ungeahnte Chancen in alle Bereiche Ihres Lebens zu bringen.

Manifestieren Sie nicht aus der Polarität heraus, denn sie hat immer einen Schatten - den Gegenpol. Bleiben Sie innerlich neutral und erschaffen Sie aus der höchsten inneren Freiheit und Liebe heraus.

5. Urprinzip - TRANSFORMATION

Transformieren Sie Ihre Blockaden.

Wenn Sie Mangelgedanken haben, dann müssen Sie die Energie Ihrer Blockade transformieren.

Bei Geldmangel transformieren Sie zuerst Ihren Mangel, bevor Sie sich mehr Geld manifestieren. Ansonsten wird das Ergebnis auch Mangel sein, unabhängig von der tatsächlichen Geldmenge, die Sie erhalten.

Sie müssen also zuerst die Polarität heilen, damit Sie erschaffen können, was Sie wirklich wollen.

Wenn Sie sich einen Partner suchen, dann heilen Sie zuerst Ihr Mangelbewusstsein. Manifestieren Sie sich keinen Partner, weil Sie einen brauchen, um sich nicht einsam zu fühlen, sondern manifestieren Sie einen Partner aus reinster Freude heraus, jenseits des Mangelbewusstseins.

Ansonsten wird Ihnen der Partner wiederum Mangel spiegeln. Dann haben Sie trotz neuen Partners die gleichen unguten Gefühle wie beim vorherigen Partner.

Wenn Ihre Wünsche von Angst, Unsicherheit oder Wankelmut getragen sind, dann werden sich auch diese Gefühle in Ihren Manifestationen widerspiegeln. Die Energie Ihrer Projekte hat genau die Kraft, mit der Sie diese ins Leben gerufen haben.

Gehen Sie mit Ihren emotionalen Empfindungen auf die Körperebene. Akzeptieren Sie Ihre Emotionen. Bleiben Sie solange in einer erlaubenden Haltung, bis sich der Widerstand auflöst. Sie bemerken das daran, dass sich innerlich eine angenehme Welle der Weite einstellt. Der karmische Stempel löst sich auf. Sie befinden sich nun im Feld aller Möglichkeiten und können eine neue Manifestation mit dem gewünschten Thema erschaffen.

Achten Sie auf Ihre Gedanken und Gefühle. Visualisieren Sie klare Bilder mit viel Herzensenergie. Stellen Sie sich selbst in die Einheit allen Lebens. Alles wird sich erfüllen!

6. Urprinzip - FREUDE

Manifestieren Sie aus der Freude des Herzens, denn Freude ist der größte Erfolgsfaktor. Freude zündet die alchimistische Verbindung zwischen Geist und Materie.

Freude ist die Kraft, die alle ungeformten Energien in die gewünschte Form bringt. Manifestieren Sie daher in klaren Bildern und mit den höchsten Gefühlen der Freude!

Bringen Sie sich in eine grenzenlose Glücksstimmung, denn Freude ist die Kraft, die Ihre Gedanken rasch Wirklichkeit werden lassen. Seien Sie zuversichtlich.

Wenn Sie z. B. Geld manifestieren wollen, dann wünschen Sie sich Geld aus reinster Lebensfreude. Was Sie dann mit Ihrem Geld machen, ist Ihnen freigestellt. Denken Sie daran, nicht Geld zu manifestieren, um Schulden zu tilgen. Transformieren Sie vorher alle Mangelgedanken, damit Freude der einzige Grund Ihrer Manifestation ist.

Was Sie empfangen, muss Ihnen himmlische Freude bereiten. Der Kosmos findet immer die richtigen Wege, wie Geld zu Ihnen kommt. Hören Sie auf die Stimme Ihres Herzens, und bitten Sie darum, dass die Seele Ihnen die nächsten Schritte zum Ziel aufzeigt.

Natürlich dürfen Sie auch Lotto spielen. Es sollte Ihnen jedoch himmlische Freude bereiten, die Lottogesellschaften mit Ihrem Geld zu bereichern. Dann ist es völlig in Ordnung, wenn Sie Lotto spielen. Seien Sie aufmerksam, mit welcher Energie Sie Lotto spielen, denn die Lotto-Gesellschaften wollen in der Regel an Ihnen verdienen.

Vergangenheit und Zukunft sind nur Illusionen. Manifestieren Sie deshalb in der Gegenwart. Das ist die Quelle der Wirklichkeit. Stellen Sie sich vor, dass Ihr Wunsch bereits realisiert ist.

Nutzen Sie die Anziehungskraft der Liebe und Freude. Bringen Sie den Kosmos damit ins Schwingen, damit sich Ihre Wünsche verwirklichen.

Gedanken sind magnetisch. Achten Sie darauf, dass jeder Ihrer Gedanken sich positiv im Körper anfühlt. Auf diese Weise verbinden Sie sich mit den Magnetkräften der Erde. Ohne die Erdkräfte bleiben Ihre Gedanken im luftleeren Raum hängen.

Halten Sie nach dem Ausschau, was Sie haben wollen und lassen Sie los, was Sie nicht möchten.

Positive Gedanken sind mächtiger als negative Gedanken. Die positive Kraft wirkt 1000-fach stärker, weil sie mit dem Gesetz der kosmischen Einheit verbunden ist. Erfolg ist ein Naturgesetz! Was Sie denken, fühlen und sagen, das wird zu Ihrer Realität!

Eine gute Idee bei Ihrer Manifestation ist es, sich vorzustellen, dass Ihre Seele bei Ihnen zu Hause zu Besuch ist. Würden Sie das, was Sie anstreben, auch Ihrer Seele zumuten wollen? Die Antwort darauf werden Sie sofort finden!

Alles, worauf Sie sich konzentrieren, existiert bereits im Kosmos. So, wie Sie denken, werden die Elemente Ihre Manifestationskraft steuern.

Seien Sie aufmerksam mit Ihrer Gedankenkraft. Stellen Sie sich vor, dass Sie bereits das empfangen haben, was Sie sich wünschen! Seien Sie bereits jetzt dankbar dafür! Freuen Sie sich! Leben Sie so, als ob Ihre Wünsche schon Realität sind. Das zieht das Gewünschte in Ihrem Leben an.

Erwarten Sie alles, was Sie möchten! Verzichten Sie auf angstvolle Befürchtungen. Erlauben Sie Ihrer Phantasie, genau das zu haben, was Sie sich wirklich wünschen.

Wenn es ein schickes neues Auto ist, dann reduzieren Sie Ihren Wunsch nicht, weil Sie glauben, dass Sie es nicht bezahlen können. Vertrauen Sie darauf, dass das schicke Auto genau so, wie Sie es wollen, zu Ihnen kommt, wenn dieser Wunsch Ihrem Herzen entspringt.

Wenn Sie erfolglos sind, dann sprechen Sie nicht vom Misserfolg, sondern von der Fülle, die Sie erschaffen möchten.

Fühlen Sie Ihren Erfolg ganz real und handeln Sie danach. Konzentrieren Sie sich auf das, was Sie manifestieren wollen. Bitten Sie z. B. um Gesundheit und nicht um das Wegmachen von unangenehmen Symptomen.

Die Wege des Kosmos sind nicht logisch linear, sondern allumfassend genial. Vertrauen Sie auf Ihre schöpferischen Kräfte.

7. Urprinzip - DANKBARKEIT

Dankbarkeit kommt zuerst!

Seien Sie dankbar, für alles, was Ihnen das Leben bringt. Seien Sie sicher, dass der gesamte Kosmos bereits am Werke ist, um Ihnen bei der Realisierung Ihrer Wünsche zu helfen.

Damit bekunden Sie Ihr Vertrauen, dass Sie bekommen, was Sie bestellt haben. Dankbarkeit ist der Nährboden, auf dem Ihr Wunsch sich ansiedeln kann. Der Kosmos singt vor Freude und die Seele tanzt, wenn sie sich durch Sie offenbaren kann.

Dankbarkeit öffnet Ihr Herz und lässt den Fluss in Ihnen entstehen, auf dem die Wellen der Geschenke Sie erreichen können.

Sie können sogar völlig Neues erschaffen: Dinge, die noch nie vorher existiert haben. Zum Beispiel können Sie neue Ideen reinbringen, Noten unbekannter Musikstücke erfassen oder vom höheren Geist der Weisheit inspiriert werden. Alle Kreationen des Herzens basieren auf dem Schwingungsfeld der Dankbarkeit.

Manchmal weiht uns das Leben selbst die Geheimnisse der Manifestation ein.

Mein Erlebnis mit dem Fluss Rhein

Einmal hatte ich ein besonderes Erlebnis mit dem Fluss Rhein. Als ich eines Tages am Flussufer spazieren ging, war ich traurig, weil der Fluss so trüb aussah. Bekümmert sagte ich zu ihm: „Lieber Fluss, es tut mir schrecklich leid, dass wir Menschen dich so verunreinigen." In diesem Moment tauchte der wundervolle Fluss-geist auf und sagte: „Sieh mich in meiner Vollkommenheit! Das ist, was mich heilt." Daraufhin versuchte ich, den Fluss mit meinem Herzen zu betrachten. In diesem Moment sah ich das schön-ste Glitzern des Wassers, das ich mir vorstellen konnte. Ich sah die Seele des Flusses. Höchste Gefühle der Dankbarkeit ström-ten vom Flussgeist zu mir herüber, direkt in mein Herz hinein. Das Glitzern des Flusses heilte auch mein eigenes Innerstes von alter Traurigkeit.

Das Herz der Liebe findet zu allen Dingen einen Zugang

Eines Tages schenkte mir ein Freund, den ich sehr schätzte, einen Strauß wundervoller Rosen. Wie glücklich war ich darüber! Doch am nächsten Tag waren alle Rosen am Kopf abgeknickt. Sie sahen nicht schön aus, und ich wollte sie in den Müll befördern. Doch dann erinnerte ich mich an mein Glücksgefühl, als ich diese Rosen bekam. Ich sagte zu den Rosen: „Ihr dürft bleiben, ich liebe euch!“ Am nächsten Tag hatten alle Rosen ausnahmslos wieder ihre Köpfe aufgerichtet. Am Stiel war ein Knick, der aber nicht störte. Diese Rosen dufteten und hielten wochenlang. Vielleicht würden sie heute noch blühen, wenn ich damals nicht zwischendurch zu den Rosen gesagt hätte: „Ja, meine Güte, wie lange wollt ihr denn noch blühen?“ Es war einfach unfassbar für mich gewesen, wie abgeknickte Rosen plötzlich wochenlang mit dem wundervollsten Duft ohne Ende blühten. Und zwar in einer Blumenvase.

Ich treffe Gott

Ein anderes Mal ging ich wieder am Flussufer spazieren. Ich war ein bisschen mürrisch und kritisch. Nicht alle Fußgänger, die mir begegneten, schaute ich mit Wohlwollen an. Plötzlich meldete sich der Flussgeist wieder bei mir und sagte: „Alles, worauf du dich konzentrierst, das bist auch du!“ Oh, du meine Güte! Bin ich denn auch die Frau, über die ich mich gerade lustig gemacht habe, weil sie so arrogant daher lief? Oder gar der Bettler mit seinen zerlumpten Kleidern? Als ich dem Bettler ins Gesicht schaute, sagte ich leise zu mir selbst: „Das bin ich auch und ich liebe mich!“ In dieser Sekunde wandelte sich der Bettler. Ich sah Gott hinter den zerlumpten Kleidern. Er hatte sich nur verkleidet und wollte von mir erkannt werden. Tränen liefen mir übers Gesicht.

Das Leben ist wirklich überall ganz lebendig. Immer begegnen Sie sich selber. Und Sie können immer wählen!! Jedes Mal können Sie etwas verändern, wenn Sie es wollen.

Sie müssen nur Ihre Identifikationen auflösen und aufhören zu glauben, Sie wären jemand anderes als genau diejenigen, die Sie sehen.

Alles ist eins. Alles Ist Gott/Göttin in Schöpfung. Sie sind mächtiger, als Sie jemals geglaubt haben. Das Gefühl, dass Sie haben, wenn alle sieben Chakren miteinander verbunden sind und Sie sich außerdem nach oben und nach unten verbunden haben sowie innerlich leer sind, das ist Ihr Kontakt mit der Einheit.

Einst sagte Nelson Mandela:

„Jeder Mensch ist dazu bestimmt, zu leuchten!

Unsere tiefgreifendste Angst ist nicht, dass wir ungenügend sind, unsere tiefgreifendste Angst ist, über das Messbare hinaus kraftvoll zu sein. Es ist unser Licht, nicht unsere Dunkelheit, die uns am meisten Angst macht.

Wir fragen uns, wer ich bin, mich brillant, großartig, talentiert, phantastisch zu nennen? Aber wer bist Du, Dich nicht so zu nennen?

Du bist ein Kind Gottes. Dich selbst klein zu halten, dient nicht der Welt. Es ist nichts Erleuchtetes daran, sich klein zu machen, damit andere um dich herum sich nicht unsicher fühlen.

Wir sind alle bestimmt, zu leuchten, wie es die Kinder tun. Wir sind geboren worden, um den Glanz Gottes, der in uns ist, zu manifestieren. Er ist nicht nur in einigen von uns, er ist in jedem Einzelnen.

Und wenn wir unser Licht erscheinen lassen, geben wir anderen Menschen die Erlaubnis, dasselbe zu tun. Wenn wir von unserer eigenen Angst befreit sind, befreit unsere Gegenwart automatisch andere."

19. Wegweiser

ISIS - die weibliche Schöpferkraft des Lebens

Die Große Göttin ist die ur-weibliche Schöpferenergie des Kosmos. Sie ist bekannt als das Licht der Welt. Seit Anbeginn der Zeit ist ihr Platz im innersten Korn der Weisheit.

Im Kosmos schwingt das Prinzip des Ausgleiches in perfekter Weise. Die Gesetze der Harmonie wirken hier in allen großen und kleinen Teilen. Jede Besonderheit, auch alles Unverständliche, hat hier seine Ordnung. Das ist die Welt der ISIS.

Wenn Sie sich mit ihr verbinden, dann werden Sie wieder zu einem untrennbaren Teil der Einheit, auch im ganz alltäglichen Leben. Denn dort führt sie die Dinge in die ursprüngliche Ordnung des Lebens zurück. ISIS ist das fünfte Element, der Äther, das die Welt zusammenhält.

Patriarchat und Matriarchat

ISIS, die weibliche Seite Gottes, ist nicht zu verwechseln mit dem früheren Matriarchat. Damals konnten die Frauen mehrere Männer haben. Männer wurden nicht so wichtig genommen, denn sie waren in erster Linie dazu da, um Kinder zu zeugen und um die schweren körperlichen Arbeiten zu verrichten. Sie waren die Diener der Frauen. Grundsätzlich ging es den Menschen gut dabei.

Als die Frauen ihre Macht missbrauchten, kippte das ganze System. Das war der Beginn des bis heute bestehenden Patriarchats, in dem der Geist über die Materie gesetzt wurde.

Das Männliche dominierte das Weibliche. Das Materielle wurde erniedrigt. Die Frauen wurden unterdrückt. Das Körperliche, besonders Sex und Sinnlichkeit, wurden herabgesetzt, die Frauen und das Materielle ohne Liebe benutzt. Ebenso begann man die Erde zu unterdrücken und auszubeuten.

Die Menschen nutzten nicht mehr die guten, aufbauenden Kräfte von Mutter Erde und der Natur. Es war die Zeit, in der geknechtet und ausgebeutet wurde, in der es Sieger und Verlierer gab.

Die Neue Zeit des Miteinanders hat begonnen

Viele Menschen besinnen sich wieder auf eine neue Gemeinsamkeit. Durch die Rückkehr der Großen Göttin seit 2003 ist schwingungsmäßig eine neue Zeit angebrochen.

Das Männliche und das Weibliche kommen durch den Einfluss der ISIS immer mehr in Gleichklang. Beide Seiten, Yin und Yang, finden wieder friedlich zueinander.

Ganz konkret können Sie diesen Übergang im täglichen Leben daran erkennen, dass Männer heute z. B. Kinderwagen schieben und Frauen in Nadelstreifenanzüge steigen.

Die Veränderungen sehen Sie auch daran, dass viele junge Menschen androgyne Züge haben.

Das Männliche vermischt sich wieder mit dem Weiblichen zu einer neuen Einheit. Hierbei dominiert weder das eine noch das andere Geschlecht.

Die Göttin vereint das Weibliche und Männliche in sich

In früheren Zeiten führte die Schöpferin ein weises Regiment. Sie symbolisierte nicht nur das Weibliche, sondern das Weibliche mit dem Männlichen vereinigt. Sie ist die Instanz in der Schöpfung, die über die allumfassende Weisheit verfügt, in der die beiden Teile, männlich und weiblich, gleichwertig zusammen arbeiten.

Immer, wenn die Göttin einen kosmischen Schöpfungsimpuls verspürt, hört sie die männliche Seite Gottes. Das ist das Potenzial aller kosmischen Möglichkeiten. Nachdem sie den Impuls empfangen hat, gibt sie ihn an den inneren Krieger weiter.

Der innere Krieger ist das Handlungsorgan in der Schöpfung, verbunden mit den Elementen des Lebens. Der Krieger erfüllt bedingungslos jeden Wunsch der Göttin, denn er weiß, dass jeder ihrer Befehle ein Zeichen des Himmels ist.

Die Göttin befiehlt also den Elementen, was sie zu tun haben, um die himmlische Aufgabe auf Erden zu erfüllen. Der agierende Part wehrt sich also nicht gegen die Befehle der Göttin, vielmehr ist er dankbar, wenn er ihre Anweisungen erfolgreich umsetzen kann für eine wundervolle Schöpfung. Auch Sie – egal, ob Mann oder Frau – sind dieser Krieger.

Auch Sie haben einen inneren Mann und eine innere Frau.

Jetzt ist die Zeit angebrochen, in der beide Aspekte wieder harmonisch zueinander finden, um das höhere Ziel des Lebens zu erreichen.

Die Aufgabe der inneren Frau ist es, die Impulse der Seele zu empfangen. Der innere Mann stellt alle Weichen so, dass die Große Göttin gemeinsam mit den Elementen, das entsprechende Ziel erreicht.

So schließt sich der kosmische Kreislauf. Wir Menschen sind Diener der Schöpfung.

Zwischen Geist und Materie ist der Thron der ISIS

Im Schnittpunkt der Elemente regiert die Göttin das Leben. Ihr Thron ist in der Schnittstelle zwischen Geist und Materie. Dieser Ort ist frei von bewertenden Gegensätzen. Um mit dieser Kraft in Berührung zu kommen, müssen Sie Ihr menschliches Niveau spirituell anheben, denn ISIS ist nur in der Nicht-Polarität erfahrbar.

Wenn Sie lernen, Ihre persönlichen Bewertungen zu transformieren, dann können Sie durch die Kraft der ISIS alle Alltagsverwicklungen lösen.

ISIS ist die Kraft, die in alle Lebenssituationen den göttlichen Geist einpflanzt, mögen die Probleme auch noch so unvereinbar erscheinen. Dazu bedarf es keiner Anstrengungen, sondern nur Ihrer Erlaubnis, dass die Große Göttin Ihnen mit ihrer göttlichen Kraft hilft, unvorstellbare Wunder des Einsseins zu vollbringen.

Wann immer Sie bereit sind, Bewertungen loszulassen, wird ISIS die Trennungen Ihrer Polarität in die Ganzheit des Lebens verwandeln.

ISIS lüftet den Schleier Ihrer menschlichen Illusionen. Mit ihrer Kraft erkennen Sie, wer Sie wirklich sind, und können die höheren Energien zum Wohle der Ganzheit in Ihr Leben bringen. Mit ISIS können Sie die höhere Weisheit entdecken, die hinter jeder Illusion verborgen ist.

ISIS fördert Ihre souveräne Haltung. Sie macht Sie emotionsfrei und voller Mitgefühl. ISIS schenkt Ihnen das kosmische Wissen, um die Zusammenhänge des Lebens zu erkennen. So können Sie über die weltlichen Begrenzungen hinauswachsen und die Dinge so nehmen, wie sie sind. Dadurch gewinnen Sie mehr Gelassenheit und die Fähigkeit, sich im Alltag nicht mehr so sehr zu verwickeln.

Durch ISIS wissen Sie intuitiv, dass das Leben so ist, wie es ist. Das fördert Ihre souveräne Haltung. Auf diesem Niveau werden Sie sich selbst verändern, Ihren Alltag, die Gesellschaft und auch die Welt.

Vielleicht haben Sie bemerkt, dass es manchmal schwierig ist, diese höheren Erkenntnisse mit anderen Menschen zu teilen, denn ISIS ist erhaben über den Dingen und kommuniziert nicht innerhalb der Polarität.

Deshalb ist es manchmal schwierig, spirituelle Gefühle ganz pragmatisch so mitzuteilen, dass andere es nachvollziehen können. In solchen Momenten sind Sie nicht kompatibel für den Alltag. Daraus kann ein Gefühl der Einsamkeit entstehen.

Je mehr Sie sich jedoch auf die Herzensmitte ausrichten, desto mitfühlender werden Sie für die Menschen, die Ihnen nicht folgen können.

Dann kommt es nicht mehr darauf an, spirituelle Erfahrungen zu beweisen, sondern mit der höheren Sicht von ISIS mitfühlend auf alles zu reagieren. Das ist das Ende der Einsamkeit.

Diese Haltung ist eine der wesentlichen Grundvoraussetzungen für das Geistige Heilen.

ISIS - Heilerin und Vorbild für kosmische Weisheit

Durch die Magie der ISIS geschehen Wunder. Als Zentrum aller Elemente ist sie der Mittelpunkt des Lebens selbst.

ISIS ist die mächtigste Heilerin und Gründerin der ältesten weiblichen Mysterienschule der Welt. Sie bildete Frauen in Heilkunst, Medialität und dem geheimen Wissen der Schöpfung aus. Das Ziel dieser Schulungen war die Überwindung der Polarität und die Erreichung der Unsterblichkeit.

Die Eingeweihten der ISIS konnten durch sich selbst eine Empfängnis initiieren, da sie den göttlichen Geist bis zur Vollkommenheit in sich aufgenommen hatten.

ISIS steht für die universelle weibliche Kraft, die sowohl die männliche als auch die weibliche Kraft in Perfektion in sich vereint hat. Sie ist die Synthese der beiden Ur-Ströme des Lebens, aus der neue Realitäten und neue Galaxien entstehen.

Ihr Wesen ist erfüllt von Heiterkeit und lichterfüllter Fröhlichkeit. Sie ist voller Liebe zur Schöpfung. Der große himmlische Geist hat sich in ihr zur vollsten Blüte aufgetan.

Im Gegensatz zu den strengen Regeln männlich orientierter Geistesdisziplinen, die mit Ernsthaftigkeit ihre Meisterschaft erreichen, entfalten Sie sich durch die Energie der ISIS leicht und freudig bis zur höchsten Vollkommenheit.

Die Inschrift auf ihrer ägyptischen Statue lautet: „Ich bin das All, das Vergangene, Gegenwärtige und Zukünftige...“. Sie ist die ewige Weisheit vom Ursprung, die das Wissen um die Dinge besitzt, wie sie sind, wie sie waren und wie sie immer sein werden.

Den Schleier der ISIS hat noch kein Sterblicher gelüftet, denn es ist notwendig, dass der menschliche Geist von ihrer Energie durchdrungen wird. Sonst kann er nicht in ihrem Boot in die nächste Phase der Erfahrung geführt werden.

Dadurch kann kein menschliches Wesen ISIS beherrschen. Sie, als ihr Kind, können nur durch sie in die nächst höhere Erfahrungsebene aufsteigen.

So haben alle Meister und Meisterinnen dieser Welt immer das physische Leben transformiert und integriert, bevor sie weiter in die kosmischen Bereiche aufsteigen konnten.

Ein spiritueller Aufstieg ohne das Einbeziehen der Materie ist ein Aufstieg in Illusionsbereiche, die noch größere Trennungen erschaffen.

Ereignisse bei der Rückkehr der Großen Göttin ISIS

Bei der Rückkehr der Großen Göttin ISIS traten verschiedene Ereignisse auf, die die Präsenz von ISIS widerspiegeln.

Der Davidstern

Im November 2003 gab es am Sternenhimmel eine einzigartige kosmische Konstellation: Ein Davidstern formatierte sich, der fast alle Planeten miteinander auf harmonische Weise verband.

Dieses Ereignis öffnete ein multidimensionales Portal, das der Menschheit eine der größten Bewusstseinsveränderungen ermöglichte, die jemals von einem sich entwickelnden Menschen erfahren wurde.

Durch diese kosmische Kreation fing die weibliche Gottespräsenz ISIS an, sich schrittweise unserem Bewusstsein wieder zu offenbaren. Damit wurde uns die nächst höhere Stufe des menschlichen Bewusstseins eröffnet.

Entdeckung des neuen Planeten Sedna

Im März 2004, nur wenige Monate nach der kosmischen Toröffnung, wurde astronomisch ein neuer Planet in unserem Sonnensystem gesichtet, dessen offizielle Bekanntgabe am 29. Juli 2005 erfolgte.

Man gab diesem neuen Planeten den Namen Sedna. (Sedna ist der Name einer weib-lichen Gottheit, die über die Stürme und Meere regiert. Es ist ein Aspekt der ISIS.)

Geistiges Heilen etabliert sich wieder

Die Schwingung der Göttin zeigt sich durch ungeahnte Bewusstseinserweiterungen. Im März 2004 wurde das Geistige Heilen aus dem Heilpraktikergesetz herausgenommen.

ISIS als die Herrin des Heilens war hier ganz offensichtlich mit am Werke.

Inzwischen ist das Geistige Heilen weltweit bekannt geworden und hat in der Komplementärmedizin einen festen Platz eingenommen.

ISIS-Bahn in der Astrologie

In der Astrologie gibt es seit 1946 die ISIS-Bahn als berechenbare Planetenbahn. Man verlieh dem darauf vermuteten noch ungesichteten Planeten zuerst den Namen Transpluto, was übersetzt „hinter dem Pluto“ heißt.

Einige Zeit später gaben plötzlich weltweit mehrere Astrologen zur gleichen Zeit dem neu entdeckten Planeten Transpluto den Namen ISIS. Dies geschah rein intuitiv und unabhängig voneinander. Die Schwingung der ISIS wird in allen Bereichen sichtbar.

ISIS und das Kornkreisfeld

Wolfgang Wiederguth, der österreichische Kornkreisforscher, berichtet davon, dass sich Ende der 90iger Jahre die Große Göttin ISIS bereits ankündigte und sich später in einem Kornkreis zeigte. Das höhere Bewusstsein der ISIS findet in unerwarteten Facetten ihren Ausdruck.

Die Menschheit erwacht in ihre Meisterschaft

ISIS ist die große göttliche Kraft, die hinter den Ereignissen steht und uns aus der Gefangenschaft unserer vielen Identifizierungen erlöst.

Durch ISIS kommen die Dinge an ihren rechten Platz. Die göttliche Gerechtigkeit kann sich wieder in allem zeigen. Durch ISIS wachsen Sie in Ihre größere Wirklichkeit hinein, in Ihr Höheres Selbst, in die Kraft Ihrer Seele.

Die Kraft der ISIS ist für das Geistige Heilen entscheidend, denn durch sie können wir die göttliche Ordnung in jedem Bereich des Körpers und des Lebens aktivieren.

Das ist Geistiges Heilen auf höchsten Ebenen.

20. Wegweiser

Verjüngungsstrahl

Der Verjüngungsstrahl ist eine natürliche Verjüngung. Er ist wie ein Jungbrunnen, durch den Sie prickelnde Frische, Freude und Jugendlichkeit im ganzen Körper erfahren können.

Durch die Kraft des Verjungungsstrahls erfahren Sie neue Lebendigkeit im Denken, Fühlen und Handeln.

Zukunft kennt keine Grenzen mehr. Das Leben wird durch innere Verjüngung offener und weiter. Ein Hauch von Ewigkeit kann Sie erreichen.

Vielleicht werden Sie in diesem Leben nicht unsterblich, doch der Verjüngungsstrahl wird die Lichtintensität in Ihren Zellen erhöhen und die geistigen Selbstheilungskräfte zur Regeneration anregen.

Wenn Sie Ihr Bewusstsein an Grenzenlosigkeit orientieren, dann erfahren Sie durch die Kraft des Verjüngungsstrahls Impulse zur innerlichen und äußerlichen Verjüngung.

Zur harmonischen Integration der hohen Energien des Verjüngungsstrahls bitte ich Sie, Ihr Körperbewusstsein gut zu trainieren, so wie es in den vorherigen Wegweisern beschrieben ist.

Energieanhebung bis auf Zellebene

Das gesamte Leben, alle Schöpfungsformen haben den gleichen genetischen Informationsträger. Alles ist eins.

Damit Sie wieder mit allen Bereichen Ihres physischen Körpers in diese Vollkommenheit zurückkehren können, müssen Sie Ihre DNS-Schwingungen anheben. Das geschieht, indem Sie sich dafür öffnen, dass Ihre feinstofflichen DNS-Informationsträger das göttliche Licht des Verjüngungsstrahls empfangen.

Durch die Aktivierung Ihrer feinstofflichen DNS-Informationsträger wird Ihre Zell-Regeneration fortlaufend aktiviert. Das ist der Beginn Ihrer physischen Erleuchtung bis auf die Zellebene.

Verjüngungsstrahl – die Meditation

Setzen Sie sich bequem und aufrecht auf einen Stuhl und fühlen Sie Ihre Erdung über Ihre Fußsohlen. Verbinden Sie sich mit Ihrem Herzen und Ihrer Seele.

Stellen Sie sich vor, dass Ihr Leben ein unendlicher Tanz kosmischer Energien ist, aus denen sich Ihre multidimensionale Schöpfungsgeschichte entfaltet.

Öffnen Sie Ihr Bewusstsein für die elementaren Kräfte von Feuer, Wasser, Erde, Luft und Äther.

Ihr inneres Feuer repräsentiert Ihre schöpferische Schaffenskraft.

Ihr Wasser, das sind Ihre Gefühle und Ihre Verbindung zu sich selbst.

Ihre Luft ist Ihr Gedankenkraft.

Ihre Erde ist Ihr inneres Gleichgewicht und Ihr Vertrauen in das Leben.

Ihr Äther stellt Ihre spirituelle Verbindung zu Gott/Göttin dar.

Ihr irdisches und Ihr kosmisches Selbst erfahren jetzt eine wundervolle Verbindung der Einheit. Sie selbst sind ein großes kosmisches Wesen. So wie ein Engel, der sich mit seinem irdischen Teil wieder verbindet.

Die Strahlen der Sonne und die Liebe der Erde strömen schützend zu Ihnen.

Ihre Seele hilft Ihnen dabei, dass Sie Ihre physischen Chakren mit den kosmischen Chakren verbinden können und das Licht des Kosmos voll in Ihren DNS-Informationsträger eindringen kann. Sie sind ein wichtiger Teil zwischen Himmel und Erde.

Wogen der Liebe steigen von Ihrer Seele auf. Sie verbinden sich nun mit dem wundervollen Verjüngungsstrahl weit im Kosmos.

Die Hüterin des Verjüngungsstrahls, der Zeitlosigkeit und der ewigen Regeneration überträgt ihre heilsamen verjüngenden Energien der ewigen Regeneration auf Sie. Die Aktivierung der Zeitlosigkeit breitet sich nun in Ihrem Körper aus.

Etwas sehr Altes, was einmal aus Ihren DNS-Informationsträgern vor Jahrtausenden entfernt wurde, darf wieder installiert werden. Vorsichtig erkennt Ihre DNS den geheimen Code der Zellverjüngung an. Ihre Zellen erinnern sich an die Verbindung zu den schöpferischen Kräften der Elemente Feuer, Erde, Wasser, Luft und Äther.

Die violette Flamme der Transformation reinigt Ihr Unterbewusstsein von alten karmischen Todeserinnerungen.

Atmen Sie die Energie des Verjüngungsstrahls in jede Zelle und in jede DNS Ihres Körpers ein.

Wenn Sie sich wohl und genährt fühlen, dann lassen Sie die Energie wieder sanft los, indem Sie „Danke, danke, danke“ sagen.

Liebe und Dankbarkeit für das Leben eröffnen Ihnen jederzeit das Tor zum Verjüngungsstrahl.

Wenn Sie möchten, dann verbinden Sie sich einmal pro Tag mit dem Verjüngungsstrahl und lassen die Energie in Ihren Chakren fließen - ebenso in Ihr Hormonsystem, in Ihre Zellen und in Ihre DNS.

Genießen Sie diese aufbauenden Energien ein Weilchen und begeben Sie sich danach wieder in Ihren Alltag.

Wenn Sie sich mit dem Verjüngungsstrahl gut verbunden fühlen, können Sie jederzeit diese Energie für sich selbst einsetzen.

21. Wegweiser

Das Reset-Programm

Das Reset-Programm ist eine sehr effektive Methode der energetischen Transformation, um die Verhaftungen mit der Polarität aufzulösen.

Wir Menschen befinden uns global in einem Energiefeld der Erleuchtung. Aus dem Universum kommen immer höhere Lichtschwingungen und Energien, die über das Gitternetz der Erde in unser Bewusstsein fließen und in die heiligen Geometrien unseres Körpers eingespeist werden. Eine Welle der unermesslichen Liebe erreicht uns, wenn wir uns darauf einstimmen.

Das Reset-Programm hilft Ihnen dabei, alte mentale Muster loszulassen, um ein höheres Bewusstsein innerer Freiheit und Liebe zu integrieren.

Ihr Unterbewusstsein arbeitet wie ein perfekter Computer. In ihm sind viele alte Glaubenssätze gespeichert. Das ist vergleichbar mit überholter Software, die entfernt werden muss, damit die Gegensätze des Lebens in Ihnen vereint werden können. Viele Glaubenssätze sind Verknotungen und Verhakungen, die Sie am Weiterkommen behindern. Durch das Reset-Programm können Sie Ihre Blockaden ganz pragmatisch loslassen.

Die geistige Welt arbeitet gern mit dem Computerbewusstsein. So liegt es auf der Hand, dass wir Menschen spirituell ein Werkzeug erhalten, das unserem ganz normalen Alltagsleben entspricht.

Durch das Reset-Programm können Sie Ihre Verhaftungen in der Polarität leichter loslassen und Verknotungen unserer Vergangenheit abgeben.

Die Zeiten haben sich geändert. Sie müssen nun Ihr Karma nicht mehr aufarbeiten, sondern nur dafür bereit sein, Ihren menschlichen Irrtum der Angst und Hoffnungslosigkeit loszulassen. Karma bindet Gedanken und Energien an längst vergessene Zeiten. Sie dürfen Karma loslassen, damit Sie auf dem Boden einer unschuldigen neuen Landschaft neue Manifestationen erschaffen können.

Durch das Reset-Programm wird der innere Computer Ihres Unterbewusstseins heruntergefahren, um die falschen Daten zu entsorgen. Danach fährt der Computer wieder mit dem Programm der göttlichen Vollkommenheit hoch. Das ist die Ur-Idee Mensch, die Sie wirklich sind.

Sie können das Reset-Programm für sich selbst einsetzen. Nehmen Sie sich dafür einige Minuten Zeit. Erden Sie sich, entspannen Sie sich, halten Sie die Verbindung zum Herzen und dann starten Sie mit dem Reset-Programm.

Das Reset-Programm – die Methode

Stellen Sie sich einen Fahrstuhl vor, mit dem Sie jetzt langsam hinunterfahren, ganz tief nach unten, bis Sie zum Anfang Ihres Lebens kommen. Vor dieser Pforte bleibt Ihr Fahrstuhl stehen. Es gibt hier nichts mehr festzuhalten, nur noch loszulassen, was nicht zu Ihnen gehört.

Nun steigen Sie aus dem Fahrstuhl aus. In der Ferne bemerken Sie eine Lichtgestalt.

Sie kommt jetzt immer näher zu Ihnen. Es ist Gott, der mit offenen Händen auf Sie zukommt. Er hat seine Arme ausgestreckt, um von Ihnen zu empfangen, was Sie ihm zurückgeben möchten.

Geben Sie ihm all Ihre Sorgen, Ihre Probleme und Ihr Leid zurück. Sagen Sie dabei leise: „Das brauche ich nicht mehr, ich gebe es in deine Obhut zurück."

Wenn Sie Gott alles gegeben haben, was Sie loswerden wollen, dann werden Sie sich innerlich und äußerlich erleichtert fühlen. Verabschieden Sie sich dann dankend von Gott. Dann gehen Sie langsam zum Fahrstuhl zurück. Der Fahrstuhl fährt nun wieder nach oben.

An den Stellen, wo Sie ein Problem-Paket von sich losgelassen haben, wird der Fahrstuhl anhalten und Ihr Inneres mit wundervollstem goldenem Licht aufladen, Station für Station. Alle emotionalen und mentalen Verwicklungen, die Sie abgegeben haben, sind dann bei Gott und damit erlöst.

Wenn alle Bereiche mit dem göttlichen Licht aufgefüllt sind, dann kommen Sie wieder oben an, im Hier und Jetzt. Spüren Sie Ihre Fußsohlen, Ihren Atem und sich selbst in diesem Raum.

Das Ritual des Reset-Programms ist nun beendet. Genießen Sie Ihre neue Freiheit!

Durch das Reset-Programm bleibt auf Ihrer inneren Festplatte nichts anderes mehr übrig als göttliche Liebe.

22. Wegweiser

Yowea® - Deeksha

Deeksha ist eine kosmische Energie, die unser Bewusstsein anhebt und alle Bereiche unseres Lebens reinigt und erleuchtet. Deeksha ist ein Sanskrit-Wort und bedeutet sinngemäß: Samen der Vollkommenheit.

Die Deeksha-Einweihung gehört zu den Einweihungen des Kriya-Yoga, die von Babaji, einem unsterblichen Christus-Avatar, an uns Menschen weitergegeben wird. Es sind die alten Geheimnisse der Erleuchtung und Bewusstseinserweiterung, die über die Deeksha-Energie für uns Menschen erfahrbar werden.

Auch Jesus Christus wurde zu seinen Lebzeiten von Babaji in Kriya-Yoga und Deeksha eingeweiht. Ich selbst gehöre ebenfalls zur Einweihungslinie von Babaji, denn ich empfing meine Deeksha-Einweihung direkt aus dem Kosmos von Jesus Christus.

Da ich das Ritual für meine Deeksha-Initiationen selbst erschaffen habe, nenne ich diese Einweihung Yowea®-Deeksha. Dadurch wird erkenntlich, wer durch meine Linie seine Einweihung empfangen hat.

Für den meisterlichen Deeksha-Weg gibt es unterschiedliche Rituale, denn jeder Meister hat seine eigenen göttlichen Inspirationen erhalten, um die Deeksha-Energie an seine Schüler weiter zu geben. Die Pfade zur Erleuchtung mögen unterschiedlich sein, aber die Quelle der Deeksha-Energie ist immer die Gleiche.

Um dieser kosmischen Erleuchtungs-Energie ein angemessenes Gefäß zu geben, ist es sehr wichtig, dass Sie Ihren Energiekanal gut auf die Einheit einstimmen. Je besser Sie Ihre innere Neutralität im Alltag trainieren, desto stärker können Sie auch die Deeksha-Energie empfangen und transportieren.

Im 9. Wegweiser dieses Lehrbuches finden Sie die Übungen für den Alltag. Damit haben Sie die Möglichkeit, nach der Einweihung die Deeksha-Energie jederzeit klar und kraftvoll zu aktivieren und Ihren Energiekanal zu stärken.

Nach der Einweihung können Sie Deeksha aktivieren, indem Sie sich auf diese Energie einstimmen und einfach den Namen „Deeksha“ aussprechen.

Deeksha lässt sich auch als Heilungsenergie übertragen. Konzentrieren Sie sich dazu auf das Thema, das geheilt werden soll und sagen Sie: „Deeksha“.

Bei der Einweihung empfangen Sie die Deeksha-Energie vom Himmel, die dann auch mit der Erde verankert wird. Denn das göttliche Samenkorn Deeksha muss auch in die Erde gepflanzt werden, um sich dort zu entfalten.

Jeder Mensch ist ein göttliches Samenkorn.

Auch Sie sind ein solches Samenkorn, das sich unendlich weit entfalten kann. Deeksha hilft Ihnen dabei, vollkommen und eins mit dem Leben und der gesamten Schöpfung zu werden.

Auf diesem Weg sind viele Entwicklungsschritte zu gehen, bis Sie Ihr Einssein vollständig in der physischen Wirklichkeit integriert haben.

Vollkommenheit bedeutet, dass es zwischen Ihnen und jedem anderen Teil in der Schöpfung keinen Unterschied mehr gibt. Diese spirituelle Entwicklung wird durch Deeksha gefördert.

Wenn Sie die Trennung in sich auflösen, dann werden Sie bemerken, dass der andere zwar nicht immer Ihre volle Zustimmung findet. Auf einer tieferen Ebene jedoch spüren Sie, dass alle Wesen dieser Welt aus dem gleichen Stoff gemacht sind, genauso wie Sie.

Wenn Sie Konflikte haben, dann ist es wichtig, nicht auf diese Konflikte zu reagieren. Lenken Sie stattdessen einfach Deeksha auf die problematischen Situationen. Sie schicken dann die Vollkommenheit der Schöpfung in alle Situationen des Lebens.

Das ist keine Manipulation. Denn Sie manipulieren den anderen Menschen nicht, wenn Ihre Gedanken auf Deeksha gerichtet sind. Anstelle von Angst, Wut, Schmerz, Trauer oder Ohnmacht manifestieren Sie mit Deeksha die Vollkommenheit des Lebens.

Vollkommenheit ist weder gut noch schlecht. Vollkommenheit hat das Gute und Schlechte integriert. Es ist einfach vollkommen, genau so wie es ist.

Durch die Verbindung mit Deeksha rufen Sie die göttlichen Schwingungen der Schöpfung an. Dann ist alles in der Ordnung, genau so wie es ist. Dieser Wandel vollzieht sich innerlich.

Vollkommenheit bedeutet die Ausgleichung der Elemente. Mit Deeksha lernen Sie also, die Elemente des Lebens immer mehr in ihre kosmische Ordnung zu bringen. Deeksha, das Samenkorn des Lebens, ist Teil Ihrer meisterlichen Entwicklung auf Erden.

Wenn sich alle Gedanken und Gefühle nur noch auf Vollkommenheit einstimmen, dann kann es nichts mehr außerhalb von Deeksha geben. Das ist das tiefere Geheimnis von Deeksha.

Deeksha kann zur höchsten Entfaltung in alle Lebensbereiche gelenkt werden: in Ihre Arbeit, Ihre Beziehungen und auch als geistige Heilungsenergie in Ihren Körper. Wo immer Sie sind, wo immer Sie das Leben wahrnehmen, überall können Sie Deeksha hinlenken, indem Sie sich auf die Essenz des Wortes „Deeksha" einstellen.

Deeksha reinigt und erleuchtet Ihr Denken, Fühlen und Handeln. Es heilt Ihr gesamtes menschliches Sein. Die Deeksha-Energie hilft Ihnen nicht nur dabei, Ihre Persönlichkeit zu entfalten, sondern sie hilft Ihnen auch dabei, Ihren spirituellen Aufstiegsprozess zu realisieren.

Jeder Mensch findet eines Tages wieder zurück zur Quelle, aus der wir alle hervorgekommen sind. Durch Deeksha wird dieser Prozess in unsagbarer Weise beschleunigt.

Durch Deeksha erhalten Sie den kosmischen Download zur Erleuchtung im Hier und Jetzt.

Hinweis: Die vollständige Deeksha-Einweihung kann nur durch einen Meister auf den Schüler übertragen werden. Weitere Informationen dazu finden Sie auf meinen Webseiten: www.yowea.com.

Yowea®-Deeksha-Erleuchtungs-Meditation

Diese Meditation initiiert eine Mini-Deeksha-Einweihung, wenn Sie sich während der Meditation aus tiefstem Herzen mit Jesus Christus verbinden.

Der kosmische Download zur Mini-Einweihung ist ein Geschenk an Sie, das Sie mit dem Kauf dieses Buches in Händen halten.

Wir beginnen nun mit der Meditation:

Sind Sie bereit für die Yowea® Deeksha-Einweihung? Ihr Schutzengel ist jetzt anwesend, um Sie in dieser Meditation zu begleiten.

Konzentrieren Sie sich auf Ihre Fußsohlen. Trommeln Sie leicht mit den Füßen auf dem Boden.

Gehen Sie nun mit Ihrer ganzen Aufmerksamkeit zu Ihrem Herz-Chakra. Bekunden Sie, dass Sie sich lieben und lassen Sie den Alltag los, indem Sie jetzt bewusst tief ein- und ausatmen.

Konzentrieren Sie sich auf Ihren Unterbauch. Hier ist Ihr Lebenszentrum. Das ist auch der Sitz Ihres inneren Kindes.

Können Sie Ihr inneres Kind fühlen? Geben Sie Ihrem inneren Kind Liebe und Respekt. Sie und Ihr inneres Kind sind eine untrennbare Einheit der Liebe. Sagen Sie Ihrem inneren Kind, dass Sie es lieben, bis in alle Ewigkeit.

Visualisieren Sie nun ein goldenes gleichschenkliges Kreuz vor Ihrem Herz-Chakra. Am oberen Teil des Kreuzes befindet sich das Element Feuer. Rechts ist das Element Erde. Am unteren Ende ist das Element Wasser. Und links befindet sich das Element Luft.

Die Elemente des Lebens befinden sich schwingungsmäßig in der geordneten Position vor Ihrem Herzen.

Stellen Sie sich nun in der Mitte des gleichschenkligen Kreuzes die Weltkugel vor.

Lassen Sie das Kreuz tiefer in Ihr Herz-Chakra einsinken. Ihr gesamtes Leben wird jetzt in Ihrem Herzen reguliert.

Alle Elemente des Lebens gleichen sich in Ihrem Herzen aus. Auch Ihr eigenes Leben erfährt jetzt in Ihrem Herzen eine Harmonisierung. Fühlen Sie die Verbundenheit mit Mutter Erde in Ihrem Herzen?

Seien Sie aufmerksam. Nehmen Sie wahr, wie Jesus Christus in Ihrer Nähe ist? Er erweckt jetzt die Deeksha-Energie Ihnen - in der Weltkugel, die sich in der Mitte des Kreuzes in Ihrem Herzen befindet.

Spüren Sie das goldene Licht der Deeksha-Energie in Ihrem Herzen? Erlauben Sie, dass Deeksha sich weit in Ihnen ausdehnt.

Schicken Sie einen goldenen Strahl der Herzensliebe zum Mittelpunkt der Erde. Mit diesem Strahl wird die Deeksha-Energie in den erleuchteten Bereich von Mutter Erde transportiert.

Pflanzen Sie die Deeksha-Energie mit Ihren feinstofflichen Händen in die Erde ein. Geben Sie Ihrem Samenkorn den höchsten göttlichen Segen zur Entfaltung.

Können Sie erkennen, wie sich Ihr Samenkorn in der Erde entfaltet? Es ist ihre göttliche Deeksha-Energie, die nun über die Erde in alle Bereiche der Welt strömt.

Genießen Sie Ihre Yowea® Deeksha-Energie.

Deeksha und die Erde gehören zusammen. Es ist der göttliche Geist in der Schöpfung, mit dem Sie jetzt vollendete Realitäten erschaffen können.

Legen Sie nun Ihre gefalteten Hände vor Ihr Herzchakra. Deeksha wird nun von Babaji versiegelt. Spüren Sie die Gnade, die von Babaji und Jesus Christus zu Ihnen strömt.

Der Segen sei mit Ihnen.

Die Meditation ist beendet. Öffnen Sie Ihre Augen, recken und strecken Sie sich, fühlen Sie hellwach und erfrischt.

Kommen Sie wieder richtig an im Hier und Jetzt.

23. Wegweiser

Authentische Kommunikation

Unsere Welt war noch nie so komplex wie heute.

Die rasante Entwicklung in unserer heutigen Zeit bringt nicht nur schnelle Kommunikation, sondern oftmals auch unübersichtliches Chaos. Äußere Sicherheiten bieten keine Garantie mehr. Keiner kann mehr sagen, wie lange er seinen Job noch hat oder die Partnerschaft hält. Auch unsere sozialen Sicherungssysteme sind instabil. Umso wichtiger ist es, unabhängig von äußeren Sicherheiten zu sein und der eigenen intuitiven Wahrheit zu folgen.

Wer auf seine innere Stimme hört, hat ein sehr gutes Navigationssystem. Und wer die Authentische Kommunikation einsetzt, erschafft Quantensprünge auf allen Bewusstseinsebenen.

Im Informationszeitalter der globalen Vernetzungen gewinnt Authentische Kommunikation einen zentralen Stellenwert.

Die wachsenden Bedürfnisse unserer Gesellschaft fordern uns heraus, auch die subtilen Ebenen der menschlichen Kommunikationsabläufe besser zu verstehen, um Schritt zu halten mit den hohen Anforderungen des Lebens.

Menschen kommunizieren miteinander aus unterschiedlichen Beweggründen: Sie suchen zwischenmenschliche Nähe, wollen anderen etwas mitteilen oder sich informieren.

Kommunikation hat viele Ausdrucksformen, denn alles, was mit- und nebeneinander lebt und existiert, tauscht sich aus und kommuniziert miteinander – ob bewusst oder unbewusst, ob beabsichtigt oder unbeabsichtigt. Kommunikation gehört also zu den Bereichen, die uns ein Leben lang begleiten.

Wenn Kommunikation so selbstverständlich zu uns gehört, warum ist Authentische Kommunikation dann so wichtig?

Wenn Sie authentisch kommunizieren, dann tauschen Sie sich authentisch aus. Machen Sie das nicht immer? Vielleicht in Ihrer Absicht, ehrlich den Mitmenschen gegenüber zu stehen – sicherlich. Aber vielleicht gehört zum Authentisch-Sein noch mehr als das, was Sie als ehrlich empfinden? Welchen Einfluss hat dabei Ihr Unbewusstes, dieser geheimnisvolle und unbekannte Bereich mit all seinen Persönlichkeitsanteilen – Anteile, die oft unbewusst oder sogar fremdbestimmt sind?

Im Grunde genommen ist kein Mensch wirklich authentisch, weil er immer eine persönliche Bewertung hat und eine bestimmte soziale Rolle spielt.

So gibt es viele Gründe, bewusst eine verbesserte Kommunikation anzustreben. Die zahlreichen Angebote auf dem Seminarmarkt zeigen dies deutlich. Dort geht es oftmals um souveränes Auftreten, Körpersprache, besseres Präsentieren, geschickte Rhetorik und überzeugende Argumentation.

Authentische Kommunikation ermöglicht Ihnen größere Spielräume persönlicher Freiheit.

Sie finden einen direkten, intuitiven Zugang zur Bedeutung einer Situation, erfassen die Zwischentöne und erkennen, worum es wirklich innerhalb der Begegnung geht. Ob es um die Entscheidung zur Berufswahl geht, die Bewerbung am neuen Arbeitsplatz oder auch beim Geistigen Heilen im Dialog mit den Klienten - überall ist Authentische Kommunikation ein Gewinn für alle.

Authentische Kommunikation ist das kreative Zusammenspiel Ihrer gesamten Potenziale zur Gestaltung einer optimalen Realität im Einklang mit sich und der Umwelt.

In jeder Sekunde des Lebens entscheiden Sie darüber, was Sie als Nächstes tun, welchen Gedanken Sie nachgehen, welche Erfahrungen Sie machen wollen.

Authentische Kommunikation hilft Ihnen, optimale Entscheidungen auch in der Heilerarbeit zu treffen. Sie erschaffen eine Synthese zwischen Ihrer rationalen Intelligenz, Ihrem emotionalen Bewusstsein und Ihrer Seelenebene. Diese Form der Kommunikation wirkt wie ein Hologramm, bei dem jeder Teil auch das Ganze enthält. Deshalb finden Sie über Authentische Kommunikation auch Zugang zu den kosmischen Informationen.

Wer authentisch kommuniziert, kann Energien aus höheren Intelligenzebenen in seine Kommunikation einfließen lassen. Das Ganze ist stets in jedem Teil enthalten. Diesen Zugang erreichen Sie durch Authentische Kommunikation. Sie ist eine neue Form des authentischen Seins, das ganz konkret einstudiert wird. Damit wandeln Sie Ihr Ego, das durch Erziehung und das kulturelle Umfeld geprägt ist, in das authentische Selbst Ihrer Persönlichkeit um.

Authentische Kommunikation und Körperintelligenz

In diesem Lehrbuch haben Sie bereits erfahren, wie Sie natürlich und authentisch über Ihre Körperintelligenz kommunizieren können.

Jedes Chakra ist eine Facette Ihres Bewusstseins, das Sie verbal und über Körpersprache offenbaren. Über Ihr erstes Chakra, das Wurzel-Chakra, zeigen Sie der Welt, wie Sie Ihre Verwurzelung im Alltag zum Ausdruck bringen. Jedes weitere Chakra, bis hin zum siebten Chakra, repräsentiert einen weiteren Seinsaspekt. Ihre Haltung zeigt, wie Sie diese Aspekte im Alltag ausdrücken.

Bei der Yowea®-Authentischen Kommunikation wird deshalb ganz besonders das Körperbewusstsein angesprochen.

Durch bioenergetische Körperübungen (Yowea® Chakra-Power-Training) können Sie sich selbst tiefer erfahren, Fehlhaltungen korrigieren und die wertungsfreie Qualität der jeweiligen Chakren einstudieren. Jedes einzelne Chakra sollte authentisch und fließend in das gesamte Körpersystem übergehen.

Alle Chakren können nun untereinander authentisch kommunizieren. Das belebt die Seelenenergie im emotionalen und mentalen Bewusstsein. Sie erhalten dadurch auch eine ganzheitliche, von der See-lenebene gesteuerte Identität, die frei von Bewertungen ist.

Ohne Authentische Kommunikation sind Sie wie ein Solist, der nur seine eigene, oftmals verzerrte Wirklichkeit hervorbringt.

Die Ausdruckskompetenz der Authentischen Kommunikation hingegen schenkt Ihnen innere Selbstbefreiung. Alle Intelligenzbereiche Ihres Körpers sind auf optimale Weise miteinander verbunden. Ihre Lebensmelodie kann sich entfalten und bis weit in den Kosmos ertönen.

Durch die authentische Verbindung der Chakren untereinander kommen Sie mit Ihrem innersten Wesen in Kontakt, das frei von Bewertungen ist. Die Energien Ihrer Lebensaspekte kommunizieren dann gemäß der göttlichen Ordnung miteinander.

Einen Menschen, der in diesem Sinne im Fluss ist, erkennen Sie daran, dass er natürlich, souverän und integer auftritt. Aus ihm strahlt seine authentische Präsenz, er ist in seiner Mitte verankert. Sein Inneres und Äußeres schwingen im Gleichklang, er ist nicht manipulierbar. Diese Transparenz spiegelt die Echtheit und Wahrhaftigkeit seiner Seele wider.

Mit dieser ureigensten Schwingung stimmt er sich vollkommen auf andere Personen ein, ohne sein Ego zu übertragen. Ein authentischer Mensch vertieft nicht seine festgefahrene Meinung, sondern ist jederzeit offen für einen gleichberechtigten menschlichen Austausch.

Er ist fähig, jederzeit die Schwingungen seines Herzens, die der höheren Wahrheit entstammen, in die Kommunikation einfließen zu lassen. So stimmen die Gesprächspartner überein, selbst wenn die Meinungen auseinander gehen.

Und es geschieht noch etwas Besonderes dabei: Authentische Kommunikation stellt Vernetzungen zum kosmischen Weltenorchester her. Alles, was gesprochen, verhandelt oder gemacht wird, kommt in vollständige Harmonie mit dem Kosmos. Gleichzeitig ändert sich Ihre Sprache und Ihr gesamter stimmlicher Ausdruck wie ein Musikinstrument, das besondere Noten spielt. Alles in Ihnen schwingt und erzeugt den Klang der kosmischen Ordnung.

Der Schwerpunkt der Yowea® Authentischen Kommunikation liegt also in der Entwicklung der Körperintelligenz und weniger in Rhetorik, Präsentation oder gezielter Körpersprache. Es geht darum, sich natürlich, ehrlich und authentisch auszudrücken.

Authentische Kommunikation lässt sich mit einer Sängerin vergleichen, die spontan zu singen beginnt. Ein Musiker in ihrer Nähe stimmt sich mit seiner Gitarre ein, der Nächste nimmt seine Trommel und lässt sich ebenso auf das Spiel ein. So entsteht ein wunderbares Zusammenspiel. Genauso ist es mit der Authentischen Kommunikation. Die Gesprächspartner kommen authentisch zusammen und erleben ein wundervolles Miteinander.

Die Bewusstseinserweiterung über Authentische Kommunikation aktiviert ungeahnte geistige Fähigkeiten, was heute in einer Welt globaler Vernetzung wichtiger ist, als je zuvor.

Durch Authentische Kommunikation erreichen wir den gleichen Zustand der Neutralität wie beim Geistigen Heilen.

Dies ist der Zustand, den die Quantenphysik als Nullpunktzone bezeichnet: ein Punkt jenseits der Bewertung, der die Komplexität aller Möglichkeiten unseres Seins beinhaltet.

Die Nullpunktzone ist die Ebene, auf der Genies ihre Erfindungen machen und Geistige Heiler „Wunder“ vollbringen.

Wenn Sie Ihr Bewusstsein auf die Nullpunktzone richten, dann können Sie Ihre geistige Kraft so aktivieren, dass Sie genau das erreichen, was Sie von Herzen wirklich wollen. Sie haben dabei die energetische Ebene der Materie betreten und der kosmische Supermarkt erfüllt präzise Ihre Wünsche.

Zugang zur Authentischen Kommunikation

Wie im Wegweiser zur Seelenverschmelzung und im Wegweiser zu den Chakren bereits erwähnt, wissen Sie, dass die Seele seit dem Sturz von Atlantis nicht mehr mit allen physischen Chakren verbunden ist, sondern nur mit dem Herzen.

Seit dieser Zeit sind wir nicht mehr authentisch, weil wir uns mit dem bewertenden Ego identifizieren. Wir sind von der Ganzheit abgespalten und kommunizieren hauptsächlich aus dem analytischen Verstand heraus. In der Kommunikation mit anderen zeigen wir nicht wirklich unser wahres Selbst, sondern nur das, was unser Verstand zensiert hat.

Authentisch kommunizieren bedeutet jedoch, aus der inneren Wahrhaftigkeit zu sprechen und dabei gleichzeitig wertfrei anzunehmen, was der Andere mitteilen möchte.

Diese Form der Kommunikation vollzieht sich auf der Herzensebene. Wir vertrauen unserer Eigenart, sind neugierig und offen für das, was der andere äußert, ohne dabei zu manipulieren oder zu werten.

Das ist die Art, wie sich Kinder unverblümt und direkt äußern: absichtslos und frei von Hintergedanken.

Wer aus dem Ego spricht, begegnet in der Kommunikation dem begrenzten Spektrum seiner vorstellbaren Möglichkeiten. Wer hingegen authentisch kommuniziert, schöpft aus dem Potenzial aller kollektiv zur Verfügung stehenden grenzenlosen Möglichkeiten. In der Authentischen Kommunikation erreichen wir beim Gegenüber immer auch dessen Herzfrequenz. Das führt zu einem konstruktiven Austausch sogar in Konfliktsituationen.

Die Menschen unseres Kulturkreises haben verlernt, wie es ist, authentisch zu sein. Durch unsere Erziehung begannen wir unsere Natürlichkeit zu unterdrücken, um uns den vorgegebenen Normen anzupassen.

Menschen, die authentisch kommunizieren, werden ganzheitlicher, glücklicher und vitaler. Jeder Gesprächspartner profitiert von Authentischer Kommunikation: Viele Konflikte können neu verstanden und geregelt werden, denn Authentische Kommunikation ist die natürlichste Kommunikation der Welt.

Kommunikation im Alltag

Im Alltag bedienen Sie sich normalerweise des Egos, wenn Sie kommunizieren. Sie sprechen aus Ihrem Verstandesbewusstsein heraus, auch wenn dies von Emotionen begleitet ist.

Die Alltagskommunikation hat viele Ausdrucksformen: verbal und nonverbal. Wenn Sie nicht authentisch kommunizieren, dann transportieren Sie unbewusst auch den Schatten, also den Gegenpol von dem, was Sie sagen.

Alle Töne Ihres Bewusstseins kommen ständig ins Schwingen. Dies vollzieht sich über Ihre Chakren in alle Lebensbereiche hinein. Solange Sie aus dem Ego sprechen, wird jeder Ton verzerrt, weil das Ego keine Verbindung zur Seele hat.

Ihre authentische Persönlichkeit braucht aber die Verbindung zur Seele. Nur so können Sie Wahrhaftigkeit in der Kommunikation ausdrücken. Durch die Verbindung zur Seele kann Ihr Gegenüber Ihre Wünsche und Vorstellungen ganzheitlich erfassen.

Ihre Seele offenbart sich durch die tiefste Wahrheit Ihres Herzens. Um dorthin zu gelangen, müssen Sie Ihre Chakren wieder mit der Seelenebene verbinden. Nur so verliert das Ego seine Vormachtstellung.

Authentische Kommunikation ist auch deshalb wichtig, da Ihre Worte, Gesten, Gedanken und Gefühle Manifestationswerkzeuge sind.

In jedem Gespräch werden Sie mit Ihrem Gesprächspartner genau das realisieren, was Ihrem Energiefluss entspricht.

Wenn Sie authentisch kommunizieren, dann reagieren Sie wohlwollend und ganzheitlich: Sie bündeln Ihre Kräfte und wandeln emotionalen und mentalen Stress um. Dadurch lösen sich Konflikte zum Wohle aller. Sie sind glaubwürdig, weil Sie die natürliche Überzeugungskraft des Herzens einsetzen.

Authentisch sein, heißt echt sein, selbstbewusst und frei von Fremdbestimmung. Das Innere und das Äußere des Menschen sind eins geworden.

Authentische Kommunikation ist Transparenz pur. Eine Art gläserner Mensch? Gewiss, aber in einem anderen Sinne. Transparenz in der Authentischen Kommunikation ist Wahrhaftigkeit und Ehrlichkeit, wenn sich die Schönheit der Seele über Sprache, Mimik und Gestik harmonisch offenbart. Das ist keineswegs utopisch, sondern durchaus realisierbar und fühlt sich wunderbar an. Sie können dies ganz leicht spüren, denn Sie werden beim Authentischen Kommunizieren auch von Fremden angelächelt – einfach so!

Vielleicht verspüren Sie an dieser Stelle ein gewisses Unbehagen, so transparent und quasi nackt Ihrem Gesprächspartner gegenüber zu stehen?

Unsere kollektiven Erfahrungen lehrten uns, dass wir besser mit Anderen auskommen, wenn wir uns anpassen und wenn wir mehr oder weniger viele Kompromisse eingehen, um nicht anzuecken. Dabei wurden viele Persönlichkeitsanteile unterdrückt, vielleicht auch gerade diese, die unsere Echtheit am meisten ausgedrückt haben.

In unserer Neuen Zeit geht es jedoch wieder darum, unsere unverwüstliche Echtheit zurück zu erobern, auch wenn es scheinbare Nachteile nach sich ziehen könnte. Diese Echtheit führt dazu, sich selbst und seiner Seele treu zu bleiben, egal, was kommt. Was ist überhaupt falsch an unseren Ecken und Kanten? Sind diese nicht unsere besonderen Markenzeichen, unsere speziellen und unverkennbaren Originaltöne?

Jeder Mensch ist ein Unikat – mit seiner eigenen Melodie, mit seinen Tönen und Rhythmen. Genau wie eine bunte Frühlingswiese alle erdenklichen Farben zu einem wunderschönen Farbenspiel zusammenfügt, fügen sich die Töne jedes Menschen zu seiner einzigartigen Melodie zusammen. Das ist unsere unverwechselbare Originalität. Das Wort „Original“ stammt vom Wort „Ursprung“ ab, echter geht es nicht.

Sind wir ungeschützt, wenn wir authentisch kommunizieren? Nein! Es ist eine Illusion, zu glauben, dass die Seele geringeren Schutz bietet als das Ego. Die Verbindung zur Wahrhaftigkeit ist immer stärker, denn die Einheit ist kraftvoller als jede Trennung!

1 - 2 - 3 - 4 - 5 ... Sekunden entscheiden über Ihr Leben.

In der Liebe und im Alltag sind die ersten Sekunden entscheidend, ob es funkt oder nicht. Sie kennen doch auch die „Liebe auf den ersten Blick“!

Es sind genau 12 Sekunden, wie wissenschaftlich erforscht wurde, die über den Verlauf einer Begegnung entscheiden.

Der erste Eindruck hat keine zweite Chance. In diesem kurzen Moment senden die Partner eindeutige Signale über den Inhalt und die Qualität ihrer zukünftigen beruflichen und privaten Beziehung. Die ersten Eindrücke sind die Quintessenz dieser Begegnung. So perfekt arbeitet Ihr Unbewusstes.

Die Informationen Ihrer inneren Datenbank werden von Ihrem Gegenüber exakt und schnell gescannt. Je bewusster Sie sind, desto klarer können Sie sich auf die subtilen zwischenmenschlichen Botschaften einstellen.

Dazu gehören der besondere Ausdruck in den Augen, eine gewisse Körperhaltung mit spezieller Mimik und Gestik, aber auch der Klang in der Stimme und die Wortwahl. Ihre subtile Sinneswahrnehmung erkennt genau die wesentlichen Inhalte der Botschaft Ihres Gegenübers.

Durch Achtsamkeit und klare Wahrnehmung finden Sie jederzeit die richtige Position in der Kommunikation.

Das Leben gelingt mit Authentischer Kommunikation

Veränderungsprozesse durch technischen Fortschritt, Navigationssysteme, Mobiltelefone und Internet haben den Informationsbedarf im Alltag erheblich erweitert und anonymer gemacht. Dies erfordert besonders im Umgang mit anderen Menschen eine neue Form der Nähe und Transparenz und deshalb eine Kommunikation, die voll und ganz authentisch ist.

Das ist der neue Geist im menschlichen Miteinander.

Gespräche führen nur dann wirkungsvoll zum Ziel, wenn alle Ebenen Ihrer Kommunikation authentisch zusammenwirken.

Kommunikation ist das Bindeglied zwischen Sprechen - Hören - Verstehen - Begreifen - Umsetzen. Die Qualität der authentischen Kommunikation bringt Ihnen bei Konflikten ungeahnte Lösungen und Freiräume für spontane Einfälle.

Authentische Kommunikation trägt somit entscheidend zum harmonischen zwischenmenschlichen Klima und damit zu lebendigen Interaktionen bei – Ihr Schlüssel zum ganzheitlichen Lebenserfolg.

In der Arbeitswelt, in einem Business-Gespräch oder bei einem Meeting drücken die Menschen durch Authentische Kommunikation mehr von sich aus und bringen Ihre Gesprächsabsichten in Übereinstimmung mit Ihrem Gegenüber. Dabei geht es um die Aktivierung Ihrer gesamten Kommunikations-Potenziale. Dann passiert etwas ganz Anderes als das, was man sonst gewöhnt war, vermutet oder erwartet hatte.

Denn es wird dabei nicht nur der Verstand genutzt, sondern das gesamte Spektrum aller Intelligenzebenen angesprochen – wortlos übertragen und ganz deutlich spürbar beim Gegenüber.

Wir verfügen nicht nur über gelerntes Wissen, das uns durch Schule, Universität, Gesellschaft oder Kultur vermittelt wird, sondern auch über ein intuitives Wissen, das permanent und immerfort für uns verfügbar ist. Gerade Sie als Anwender des Geistigen Heilens haben Zugang zu dieser Wissensebene.

Authentische Kommunikation ist auch besonders wichtig für Menschen im öffentlichen Leben und in verantwortlichen Positionen: Politiker, Lehrer, überhaupt für alle Menschen in gesellschaftliche Positionen.

Beim Geistigen Heilen ist Authentische Kommunikation das A und O für jedes Gespräch mit Klienten.

Kommunizieren Sie mit allen sieben Sinnen!

Ihre Gedankenkraft haben Sie schon oft trainiert. Wie steht es um Ihre anderen Potenziale? Es kommt besonders auf die Füße am Boden an, auf das klare Empfinden und das richtige Urteilen nach Augenblicks-Eindrücken. Und das ist nur möglich, wenn Sie Zugang zu Ihren sieben Sinnen haben.

Ihre ersten fünf Sinne kennen Sie bereits: hören, sehen, riechen, schmecken und tasten.

Was Sie als Kind nicht anfassen durften, können Sie als Erwachsener nicht halten. Was Sie nicht sehen durften, verstehen Sie nicht und dort, wo Ihre Füße nicht hinlaufen durften, können Sie heute auch nicht hingehen.

Ihre Sinne bestimmen Ihr Leben.

Kennen Sie Ihren sechsten Sinn? Das ist Ihre Intuition. Diesen Sinn können Sie nur erfolgreich einsetzen, wenn Sie frei von Bewertungen sind. Das ist einfacher als Sie vielleicht vermuten!

Lassen Sie die Gewohnheit los, alles analysieren und bewerten zu wollen. Sie werden erstaunt sein, wie einfach es ist, eine bisher bekannte Situation völlig neu als Basis für eine sichere, intuitive Wahrnehmung zu erleben.

Der indische Philosoph Krishnamurti beschrieb dies mit den Worten: „Die höchste Form menschlicher Intelligenz ist die Fähigkeit, zu beobachten, ohne zu bewerten."

Ihr siebter Sinn ist die Magie der außersinnlichen Wahrnehmung. Sie entfaltet sich, wenn Sie beide Gehirnhälften miteinander verbinden. Und weil das Ganze bekanntlich mehr ist als die Summe der Einzelteile, erzeugt das Zusammenspiel Ihrer sieben Sinne einen Quantensprung zu vernetztem Denken.

Kommunikation mit allen sieben Sinnen ist der Königsweg für Menschen, die aus dem Herzen sprechen.

Ein Beispiel aus einem Bewerbungstraining:

In einem Bewerbungstraining musste sich jeder Teilnehmer persönlich vorstellen. Ich hatte dabei von allen 40 Teilnehmern die schlechtesten Karten. Nach der Prüfung sagte mein Lehrer, dass ich am besten abgeschnitten hätte, weil mein Körperausdruck und mein verbaler Ausdruck 100%i identisch waren, also in 100%iger Übereinstimmung. Von diesem Lehrer erfuhr ich, dass unser verbaler Ausdruck nur 7% ausmacht – die Körpersprache dagegen 93%.

Wenn verbaler Ausdruck und Körpersprache zu 100% zusammenfließen, dann sind wir am überzeugungsfähigsten, und zwar, ohne uns dabei anzustrengen. Das hat nicht nur etwas mit unserem persönlichen Ausdruck zu tun.

Es liegt daran, dass unsere Chakren in Übereinstimmung zu den Menschen unserer Umgebung agieren.

Jedes Wort, das wir klar und authentisch ausdrücken, landet ebenso klar und authentisch beim Gegenüber, denn der Gesprächspartner nimmt das Gesagte und die Körpersprache über seine gesamten Sinnesorgane wahr.

Hier ist auch die Verbindung von Authentischer Kommunikation zum Geistigen Heilen. Bei der Authentischen Kommunikation sprechen wir sogar den spirituellen Aspekt des Gegenübers an, ohne dass diese Person unbedingt spirituell sein muss. Spirituelle Energie ist in jedem Menschen vorhanden. Es ist die Seele, die ins Schwingen kommt. Wenn wir authentisch kommunizieren, dann sprechen wir damit die Seele des Gegenübers an.

Zum siebten Sinn gehört auch die Verbindung zum Inneren Kind, das wir bei der Authentischen Kommunikation würdigen. Unser Gesprächspartner fühlt sich dabei in seinem innersten Wesen angesprochen, verstanden und akzeptiert. Das öffnet den Seelenraum, und die Herzenskommunikation kann beginnen.

Aus der Chinesischen Medizin wissen wir, dass bei einer Heilung immer auch die vier Elemente in Ordnung gebracht werden müssen. Yowea® Authentische Kommunikation ist vergleichbar mit diesem Bild.

Wenn der Mensch authentisch mit seinen sieben Chakren verbunden ist, dann kommen auch die vier Elemente ausgleichend in Schwingung.

Die chinesischen Mediziner sagen: „Wenn die Elemente ausgeglichen sind, ist die Welt in Ordnung und wenn der Mensch in Ordnung ist, ist er gesund.“

Auch an dieser Stelle wird deutlich, wie stark Authentische Kommunikation mit Geistigem Heilen verbunden ist.

Glücklich durch authentische Kommunikation

Ihr Unterbewusstsein hat einen entscheidenden Einfluss auf Ihre Kommunikation. Solange Sie mental oder gefühlsmäßig angespannt sind, reagieren Sie auf Ihre Mitmenschen automatisch und nicht natürlich.

Bei Stress ist die Verbindung zu Ihrem vollen Potenzial unvollständig. Dann verhalten Sie sich unpassend gegenüber den Erfordernissen des Augenblicks.

Der Stress lässt sofort nach, wenn Sie Ihre beiden Gehirnhälften miteinander verbinden. Dann arbeiten Ihre Vernunft und Ihre Intuition auf gleichwertigem Niveau.

Das gelingt Ihnen, wenn Sie gelernt haben, jederzeit innerlich Ihre neutrale Position in der inneren Mitte einzunehmen. Nur so kommen alle Kommunikationspotenziale in Fluss und formatieren sich zu einem schöpferischen Prozess, der immer eine vollkommene Situation zwischen den Partnern herstellt.

Nur wer innerlich im Fluss ist, kann sich authentisch auf alle Mitmenschen in den unterschiedlichsten Situationen einstellen.

Authentisch kommunizieren heißt, Ihre Persönlichkeit ganz authentisch zur Geltung und zum Erfolg zu bringen!

Authentisch kommunizieren heißt auch, frei von Gegensätzen zu sein. Sie erfahren eine erweiterte Sensibilisierung Ihrer Fähigkeiten und damit eine Beschleunigung Ihrer persönlichen Entwicklung, eine Erleichterung Ihres Privat- und Berufsalltags, was sich belebend auf Ihre Geschäfte auswirkt.

Bei Planungen, in schwierigen Situationen oder bei spontanen Entscheidungen - immer kommen Sie mit Yowea® Authentischer Kommunikation schnell, effektiv und gründlich zu bestmöglichen Ergebnissen, selbst in der Hektik des Alltags. Sie sind befähigt, jederzeit im rechten Moment die richtige Entscheidung zu treffen.

Authentische Kommunikation ist die Quintessenz des Yowea® Geistigen Heilens.

Authentische Kommunikation ist das Vernetzungsglied aller Wegweiser, die Sie in diesem Lehrbuch kennen gelernt haben. Sie ist die Zentralstation all Ihrer Facetten. Mit ihr channeln Sie und gelangen wie von selbst auf die Ebene der höheren Weisheit.

Diese ganzheitliche Kommunikationsform vernetzt alles mit der Ebene der Weisheit, bringt die Seele in Fluss und der Mensch unserer Neuen Zeit kann sich entfalten.

Schon im **1. Korinther 12,10** steht: "In einem Jeglichen erzeigen sich die Gaben des Geistes zum allgemeinen Nutzen. Einem wird gegeben durch den Geist, zu reden von der Weisheit; dem andern wird gegeben, zu reden von der Erkenntnis nach demselben Geist; einem andern der Glaube in demselben Geist; einem andern die Gabe, gesund zu machen in demselben Geist; einem andern, Wunder zu tun; einem andern Weissagung; einem anderen, Geister zu unterscheiden; einem andern mancherlei Sprachen; einem andern, die Sprachen auszulegen. Dies aber alles bewirkt derselbe eine Geist und teilt einem jeglichen seines zu, nach dem Er will."

So ist Authentische Kommunikation der Sende- und Vernetzungspunkt zu allen Lebensbereichen.

Dabei spielt die Entfaltung der eigenen Identität eine zentrale Rolle, denn jeder Persönlichkeitsanteil drückt sich identisch als unverkennbares Signal aus und überträgt die unausgesprochene Sprache der Seele.

Kein Wunder, dass Sie mit der Authentischen Kommunikation eine natürlich offene und positive Grundhaltung Ihrem Gesprächspartner gegenüber haben, denn Ihre Seele nimmt Kontakt zu Ihrem Gegenüber auf und bringt dessen Seele in Schwingung: frei von Manipulationen und getragen von einer wertschätzenden Haltung in Respekt vor dem göttlichen Kern Ihres Gegenübers.

Yowea® Authentische Kommunikation zaubert nicht nur das Lächeln der Seele in Ihre Aura, sondern verstärkt sanft und nachhaltig Ihr natürliches Charisma.

Bis zum 23. Wegweiser haben Sie in meinem Buch viel Wissen und praktische Übungen des Geistigen Heilens nach der Yowea®-Methode kennen gelernt.

Da ich mit meinem Buch gleichzeitig auch über das seriöse Praktizieren des Geistigen Heilens nach dem deutschen Gesetz informieren möchte, habe ich den 24. Wegweiser über die gesetzliche Seite des Geistigen Heilens hinzugefügt. Ich unterrichte meine Schüler nach diesen Richtlinien.

Diese Informationen sollen außerdem Ihre Einschätzung gegenüber den vielfältigen Angeboten des Geistigen Heilens auf dem spirituellen Markt stärken.

24. Wegweiser

Die gesetzliche Seite des Geistigen Heilens

Das Bundesverfassungsgericht hat in seiner Entscheidung vom 2.3.2004 das geistige Heilen aus dem Anwendungsbereich des Heilpraktikergesetzes herausgenommen. Somit fällt die Tätigkeit des geistigen Heilens nicht mehr unter das Heilpraktikergesetz. In England arbeiten bereits seit Jahren Geistheiler eng mit Ärzten zusammen.

Geistige Heiler unterscheiden sich grundlegend von Ärzten oder Heilpraktikern. Das Heilpraktikergesetz kann beim Geistigen Heilen nicht angewandt werden. Grund dafür ist, dass der Heiler keine Diagnose stellt. Unter Diagnose versteht man „jeden Hinweis“ zur Ursache einer Krankheit.

Während ein Arzt medizinische Verantwortung trägt, unterstützen Geistheiler die Aktivierung der Selbstheilungskräfte und geben seelsorgerische Fürsorge. Somit können Geistheiler die Ärzte unterstützen, die für den feinstofflichen Bereich des Menschen oft wenig Zeit haben. Die Kosten für geistiges Heilen werden jedoch nicht von den Krankenkassen übernommen.

Ein Geistheiler trägt die Verantwortung dafür, dass seine Klienten geistiges Heilen nicht mit ärztlicher Heilkunde verwechseln. Aus diesem Grund verlangt das Bundesverfassungsgericht vom Heiler aufklärende Hinweise. Der Heiler händigt seinen Klienten ein entsprechendes Merkblatt aus oder bringt es sichtbar in seiner Praxis an.

Geistige Heiler richten ihr Bewusstsein auf den ganzen Menschen. Sie führen weder gezielte Symptombehandlungen durch noch erstellen sie Diagnosen oder machen Versprechen zur Heilung und Linderung.

Ärzte und Heilpraktiker heilen Krankheiten. Therapeuten helfen dabei, Probleme zu lösen. Geistheiler begleiten die Menschen auf ihrem ganzheitlichen Heilungsweg.

Gott heilt, die Natur heilt, der Klient heilt sich selbst, indem er göttliche Energien in sich wirken lässt. Heiler begleiten und unterstützen Heilung und Heil-Werden.

Ein Geistheiler darf nicht den Eindruck erwecken, er übe Heilkunde oder Therapie aus. Die verschiedenen Heilweisen dienen dem Heiler zur Verstärkung seiner Wahrnehmung, die Heilweisen selbst sind jedoch keine Hilfsinstrumente zur Heilung. Das eigentliche Messinstrument des Heilers ist sein eigener Körper.

Wenn Klienten nach Ursachen für Gesundheitsstörungen und ungelöste Konflikte suchen, dann begleiten Geistheiler diese Menschen auf dem Wege der Bewusstwerdung durch Fragestellung, die die Selbsterkenntnis des Klienten unterstützen.

Viele Heiler haben sensitive Wahrnehmungen, Eingebungen oder andere Fähigkeiten, welche die körperlichen oder geistig-seelischen Befindlichkeiten des Hilfesuchenden betreffen. Ein Geistheiler gibt solche Wahrnehmungen nicht an den Klienten weiter.

Heiler sollten ein gutes Selbstbewusstsein besitzen, jedoch keine Guru-Rolle übernehmen oder die Klienten in psychische Abhängigkeit bringen. Vielmehr sollte ein Heiler seine Klienten auf die eigenen Stärken hinweisen und die Eigenverantwortlichkeit der Klienten im Heilungsprozess.

Was geschieht beim Geistigen Heilen?

Während einer geistigen Heilungs-Sitzung arbeite ich als Kanal zwischen der geistigen und physischen Welt und übertrage geistige Heilenergie zum ganzheitlichen Heilwerden des Menschen.

Die geistige Heilenergie wirkt bei jedem Menschen anders, weil die Menschen an unterschiedlichen Punkten ihrer Entwicklung stehen. Die meisten Menschen fühlen jedoch nach der ersten Sitzung eine deutliche Besserung, andere spüren nur subtile Veränderungen.

Geistiges Heilen kann den Weg für spirituelles und persönliches Wachstum eröffnen. Die Menschen erfahren auf natürliche Weise Frieden mit sich selbst und ihrer Umwelt.

Naturwissenschaftlich sind diese heilsamen Energiephänomene nur schwer definierbar. Aus diesem Grunde lässt sich geistige Heilung zwar nicht beweisen, jedoch auf unterschiedliche Weise erfahren.

Jeder Geistheiler sollte sich jedoch vor Augen halten, dass er im Dienste der höheren Ordnung wirkt. Nur die göttliche Energie hat transformierende Kraft.

Ein Geistheiler kann nur so viel bewirken, wie der Patient zulassen kann.

Wer nach diesem Gesetz arbeitet, weiß, dass er ein Diener des Höchsten ist. Vor diesem Hintergrund kann jeder Geistheiler durch sein dienendes Wirken auch für sich selbst große Schritte in seiner menschlichen Entwicklung machen.

Was ist bei der Tätigkeit als Geistiger Heiler erlaubt?

Wenn die Diagnose von einem Arzt oder Heilpraktiker gestellt wurde, dann dürfen Geistige Heiler auch gezielt an Krankheiten arbeiten. Der Arzt oder Heilpraktiker darf Patienten zum Heiler schicken.

Der Heiler kann von zu Hause aus arbeiten und muss nicht in einer Arztpraxis tätig werden, weil Geistheiler keine medizinische Verantwortung haben.

Geistige Heiler können die Bezeichnung „Heilerpraxis“ oder „Praxis für Geistiges Heilen“ verwenden, nicht jedoch die Bezeichnung „Heilpraxis“. Bei dieser Kombination erkennt jeder Unterschied zu einer Arztpraxis.

Die Berufsbezeichnung „Therapeut“ kann beanstandet werden, wenn der Eindruck entsteht, dass Heilkunde angeboten wird. Ein sicherer Weg ist, sich einfach „Heiler“ zu nennen oder geistiger Heiler. Denn nur unter dieser Bezeichnung hat das Bundesverfassungsgericht den Heilern den Weg geebnet, auch ohne Heilpraktikerprüfung.

Was ist bei der Tätigkeit als Geistiger Heiler verboten?

Verboten ist:

- Jede Art von Diagnosen, z. B. auch Analysen durch Radionik.
- Verordnung von Bachblüten, Essenzen oder anderen Mitteln, die als Heilmittel benutzt werden sollen.
- Werbung mit Krankengeschichten oder Dankschreiben, Werbung mit heilender Wirkung bestimmter Gegenstände.

Hinweise für die Tätigkeit als seriöser Heiler

Ein Geistiger Heiler

- verlangt keine Vorauskasse
- stellt auf Wunsch Quittungen für erhaltene Honorare aus
- verpflichtet seine Klienten nicht für eine bestimmte Anzahl von Sitzungen
- verlangt kein Geld für Handlungen, die nicht in Beisein des Klienten erfolgen (z. B. für "Fernheilung" mit Foto usw.)
- macht keine Versprechungen auf vollständige oder schnelle Besserung des Leidens

- bezeichnet sich dem Klienten gegenüber nicht als bester Heiler

- prahlt nicht mit seinen Erfolgen

- lehnt die Schulmedizin oder andere Therapierichtungen nicht grundsätzlich ab

- sollte nicht behaupten, dass er sich wegen seiner Hellsichtigkeit nicht irrt.

In Anlehnung an die Richtlinien des Dachverbandes für Geistiges Heilen (DGH)

Glossar

Aufgestiegene Meister

Menschen, die ihre irdische Entwicklung abgeschlossen und das Gottesbewusstsein vollkommen angenommen haben. Sie müssen nicht mehr wiedergeboren werden, können es aber, wenn sie es möchten.

Aufstieg

Aufstieg bedeutet spirituelle Schwingungserhöhung für den Menschen. Nach dem Vorbild von Jesus von Nazareth ist es auch anderen Menschen möglich, die Begrenzungen des Irdischen zu überwinden und in die geistigen Bereiche des Himmels aufzusteigen.

Bewusstsein

Bewusstsein ist das Wissen, das wir aus Erfahrungen sammeln. Bewusstsein ist jederzeit abrufbar, weil es in die Persönlichkeit integriert ist. Im Gegensatz hierzu gibt es das Unterbewusstsein und das Überbewusstsein.

Bewusstseinsarbeit

Bewusstseinsarbeit bedeutet, die Bereiche, die noch im Unterbewusstsein sind, ans Tageslicht, also ins Bewusstsein, zu bringen. Diese Bereiche erkennt der Mensch als Eigenanteil und kann sie in seine Persönlichkeit integrieren.

Blockade

Blockaden entstehen immer dann, wenn energetisch etwas nicht im Fluss ist, z. B. wenn Denken und Fühlen nicht im Einklang sind. Blockaden wirken sich auf der physischen, emotionalen und mentalen Ebene aus.

Christusbewusstsein

Christus ist das Symbol eines erleuchteten Menschen, der Geist und Materie vollkommen in sich vereint hat. Ein spiritueller Mensch erreicht Schritt für Schritt in seiner spirituellen Entwicklung immer höhere Stufen des Christusbewusstseins.

DNS

DNS ist die Abkürzung von Desoxyribonukleinsäure. Die DNS befindet sich im Zellkern. Hier ist das genetische Schöpfungspotenzial unseres Körpers gespeichert. Laut wissenschaftlicher Fakten sind nur 5 % der DNS-Substanz für den Aufbau des physischen Körpers zuständig. Aus spiritueller Sicht bestehen die restlichen 95 % der DNS-Informationen aus feinstofflichen kosmischen Codes.

Ego, Egozentriertheit

Das Ego ist der Teil unseres Wesens, der identifiziert mit den Ereignissen des Lebens ist. Bei Egozentriertheit stehen diese Erlebnisse unkritisch und unreflektiert im Mittelpunkt.

Einheit

Einheit ist der paradiesische Urzustand des Nicht-Getrennt-Seins von allem Sein. Dies versteht man auch als den Zustand göttlichen Erwachens.

Einweihung

Durch eine Einweihung wird eine höhere Stufe der göttlichen Gnade aktiviert. Jede Einweihung ist ein Schritt zum spirituellen Erwachen innerhalb des normalen Alltaglebens.

Erdung, geerdet sein

Durch Erdung wird man sich bewusst, dass man auf der Erde lebt. Geerdete Menschen sind energetisch mit der Erde verwurzelt und empfinden sich als Teil des Planeten. Sie sind sich ihrer Körperintelligenz bewusst und integrieren diese in ihr Leben.

Erdenstern

Der Erdenstern ist ein Energiezentrum des Menschen, der zirka 30 cm in der Erde positioniert ist. Wir brauchen den Erdenstern für die Anbindung zur irdischen Kraft.

Energie, energetische Schwingung

Unter Energie versteht man jede lebendige Kraft. Diese Kraft schwingt energetisch in der Materie, im Geist und in der Seele sowohl auf der Erde als auch im Kosmos.

Energiearbeit

Sensitive Menschen können sich auf alle energetischen Schwingungsformen einstellen, damit arbeiten und diese heilsam lenken. Energiearbeit gehört zum Geistigen Heilen.

Energiefeld

Energiefelder sind unterschiedlich verdichtete Bewusstseinsbereiche. Da Energie fließend und lebendig ist, sind Energiefelder durch verschiedene Einflüsse veränderlich.

Energiekanal/Energiebahnen

Energie braucht unterschiedliche Kanäle/Bahnen zum Fließen. Bei Energieblockaden sollten die Kanäle gereinigt werden, damit die Energie wieder frei fließen kann.

Energiekörper

Neben dem physischen Körper gibt es weitere feinstoffliche Energiekörper um den Menschen herum. Die bekanntesten Energiekörper im spirituellen Bereich sind Ätherkörper, Emotionalkörper, Mentalkörper und spiritueller Körper.

Energietransformation

Hierunter versteht man die Umwandlung von niederem Bewusstsein (Energie) in höheres Bewusstsein. Je höher das Bewusstsein ist, umso schneller schwingt die Energie.

Erleuchtung

Wenn sich das spirituelle Bewusstsein spontan anhebt, hat der Mensch ein spirituelles „Aha-Erlebnis". Dieses nennt man Erleuchtung. Es gibt Erleuchtungen unterschiedlicher Intensität. Die höchste Form der Erleuchtung ist die vollkommene, göttliche Durchleuchtung des menschlichen Wesens.

Feinstofflich

Es gibt grobstoffliche und feinstoffliche Materie. Die feinstoffliche Materie ist für unsere physischen Augen nicht sichtbar, denn sie befindet sich auf der atomaren Ebene. Gefühle und Gedanken erzeugen feinstoffliche Energiemuster, die von einem sensitiven Menschen erfasst und umgewandelt werden können.

Feinstoffliche Sensoren

Um den feinstofflichen Bereich wahrzunehmen, braucht man entsprechende Wahrnehmungsmechanismen. Diese nennt man Sensoren. Zum Beispiel sind unsere fünf Sinne feinstoffliche Sensoren zum Erfassen von Informationen. Die Yowea®-Methode des Geistigen Heilens arbeitet mit dem sechsten und siebten Sinn.

Ganzheitlich

Wenn Yin und Yang im Gleichklang schwingen, arbeiten sie ganzheitlich zusammen. Das Gleiche gilt für unsere beiden Gehirnhälften. In der Medizin versteht man unter ganzheitlich, wenn der Körper zusammen mit seinen seelisch-geistigen Aspekten behandelt wird.

Geist

Es gibt den niederen Geist, das ist unsere Identifizierung mit der Realität. Der höhere Geist bezieht sein Wissen aus der seelischen und kosmischen Intelligenz.

Geistige Welt

Im Gegensatz zur physischen Welt existiert die geistige Welt parallel dazu. Das sind die Naturwelten, Engel, Aufgestiegenen Meister, kosmischen Lenker und die göttliche Anwesenheit.

Geistiges Heilen

Geistiges Heilen ist die älteste Heiltradition der Menschheit. Wenn wir unser Bewusstsein im körperlichen Bereich ausdehnen, dann tauchen wir in den nicht manifestierten, also den feinstofflichen Bereich der Materie ein. Hier gibt es keine Materie mehr, sondern nur noch komplexe Energiemuster. Menschen, die in diesem Bereich ganzheitlich heilen, nennt man Geistheiler.

Geistige Hierarchie

Die Wesen der geistigen Dimension sind in Hierarchien aufgebaut. Jede Hierarchie hat unterschiedliche Arbeits- und Wissensbereiche, die sie uns Menschen über Meditationen und andere sensitive Wahrnehmungen zukommen lassen.

Geistige Realität

Unsere menschliche Realität ist mit unseren fünf Sinnen erfahrbar. Die geistige Realität bezieht ihre Existenz aus einer übergeordneten Dimension. Für die Erfassung der geistigen Realität brauchen wir eine Verbindung zum energetischen Herzen und die Fähigkeit, Dinge zu beobachten, anstatt sie zu bewerten.

Göttliches Bewusstsein

Das oberste Prinzip des göttlichen Bewusstseins ist das Bewusstsein, dass alles eins und untrennbar ist und jede Trennung eine Illusion ist.

Hohes Selbst

Das Hohe Selbst wird durch den goldenen Sonnenengel repräsentiert, der wir eigentlich selbst sind. Das Hohe Selbst thront inmitten unserer Seele und gibt uns ständig Impulse über die Empfindungsebene. Diese Impulse können wir über unsere innere Stimme und unsere Körperintelligenz wahrnehmen.

Inneres Kind

Das Innere Kind ist ein Teil unserer Persönlichkeit, der die Kindheitserfahrungen gespeichert hat. In dem Maß, wie wir das eigene Innere Kind spirituell heilen, können wir uns als Erwachsener entfalten. Dann sind wir wieder natürlich wie ein Kind und können uns mutig im Vertrauen auf die göttliche Führung auf das eigene Leben einlassen.

Isis

Isis ist die weibliche Gottespräsenz. Sie steht für allumfassendes Bewusstsein, für die Überwindung und Vereinigung aller Gegensätze. Sie ist die weibliche Schöpferkraft, mit der wir konkret auf der Erde manifestieren können.

Karma

Karma heißt übersetzt der „Weg der Tat". Alles, was wir denken, fühlen und tun, hat Konsequenzen, die immer wieder auf uns zurückkommen. Um aus diesem Rad von Ursache und Wirkung auszusteigen, brauchen wir die göttliche Gnade der Transformation. Dann sind wir wieder frei und können selbstermächtigt unsere Schöpferkraft einsetzen.

Kosmische Intelligenz

Die kosmische Intelligenz ist das Bewusstsein unzähliger, höherer Dimensionen, die ein sensitiver Mensch durch Innenschau erfassen kann.

Körperintelligenz

Der physische Körper besitzt die Intelligenz des Empfindens. Diese Intelligenz ist jenseits von Emotionen und fühlbarer Wahrnehmung. Die Intelligenz des Empfindens ist mit der Intelligenz des Hohen Selbst verbunden. Wenn diese bei-den Bereiche miteinander harmonieren, haben wir Zugang zu unserer Körperintelligenz.

Lichtkörper

Der lichteste Bereich unserer Aura ist der Lichtköper. Je mehr die spirituelle Entwicklung eines Menschen voranschreitet, desto deutlicher entfaltet und entwickelt sich der Lichtkörper. Der Lichtkörperprozess wird durch Einweihungen initiiert.

Lichtschwingung

Alles schwingt sowohl dichte als auch lichte Energieformen. Wenn eine Schwingung mit dem Einheitsbewusstsein verbunden ist, nennt man dies Lichtschwingung.

Manifestieren

Manifestieren bedeutet, geistige Ideen/Energien in eine konkrete grobstoffliche Realität zu bringen, zu wandeln oder zu realisieren.

Massenbewusstsein

Das Massenbewusstsein entspricht den Energien der dritten Dimension. Die meisten Menschen befinden sich auf dieser Bewusstseinsstufe. Das Massenbewusstsein wird durch die Energie des Verstandes geleitet, während das Bewusstsein der Neuen Zeit von den Impulsen der Herzensenergie belebt wird.

Medialität

Unter Medialität versteht man die Fähigkeit, mittels sensitiver Fähigkeiten, wie Hellsehen, Hellfühlen, Hellhören, Hellriechen, Hellschmecken und Hellwissen über die dreidimensionale Welt hinaus zu gelangen und mit der geistigen Welt zu kommunizieren.

Medium

Medien sind Menschen, die ihr Bewusstsein ausdehnen und mit der spirituellen Welt kommunizieren können: mit Engeln, Geistwesen, spirituellen Meistern oder dem Hohen Selbst.

Meisterebene

Menschen, die ihren spirituellen Aufstieg machen, kommen schrittweise auf die göttliche Meisterebene der Erde.

Multidimensional

Damit ist ein gleichzeitiger Zugriff auf mehrere Dimensionen gemeint.

Neue Zeit

Unsere Welt befindet sich in einem Paradigmenwechsel seit August 1987. Seither verändert sich der spirituelle Aspekt der Menschen und der Erde. In der Entwicklung der Menschheit gibt es seitdem eine dynamische Beschleunigung. Parallel dazu erleben wir eine Öffnung der Herzensqualität in bisher unvorstellbarem Maße.

Polarität

Die großen Lebensströme Yin und Yang repräsentieren die Welt der Polarität. Unser gesamtes Leben kann in diese beiden Bereiche eingeordnet werden: oben und unten, kalt und heiß, hell und dunkel, links und rechts usw. Die Polarität ist im Grunde wertfrei. Nur wenn wir eine Seite überbetonen und diese mit gut oder schlecht bewerten, bringen wir die Polarität aus dem Gleichgewicht, was zur Trennung führt.

Resonanz

„Resonare" heißt „wieder erklingen". Das bedeutet, dass ein Ton, eine Energie oder ein Gefühl wieder zum Erklingen kommt.

Resonanzgesetze

Das Resonanzgesetz ist eines der universalen geistigen Gesetze. Ein Sprichwort besagt: „Wie man in den Wald hineinruft, so hallt es heraus." Nach dem Resonanzgesetz kommt jede Handlung wieder zu seinem Auslöser zurück.

Schwingungsmuster

Darunter versteht man sensitiv wahrgenommene Formen von Energien.

Seele

Der Begriff „Seele" hat einen spirituellen Hintergrund. Die Seele ist unsterblich, sie kennt keine Wertung. Sie beinhaltet unser geistiges Potenzial, das wir hier auf der Erde umsetzen können.

Seelenmatrix

Wenn wir uns spirituell entwickeln, kann die Seelenmatrix heilen und das Seelenpotenzial kann sich gemäß unserem höheren Plan entfalten. Da die Seelenmatrix karmische Muster beinhaltet, müssen diese durch spirituelle Arbeit gereinigt und transformiert werden, bevor wir über die reine Seelenmatrix verfügen können.

Seelenpfad

Der Seelenpfad ist der Weg eines Menschen, der auf der Suche nach sich selbst ist.

Seelenstern

Neben den sieben bekannten klassischen Chakren gibt es auch noch feinstoffliche Chakren, die sich im Raum oberhalb des Kopfes befinden. Das achte Chakra nennt man Seelenstern. Durch ihn erhalten wir Zugang zu unserem höheren Bewusstsein. Der Seelenstern ist auch der Sitz unserer Seele, der bei der Seeleneinweihung (Seelenverschmelzung) eine wichtige Rolle einnimmt.

Selbstheilung

Selbstheilung beginnt mit dem Ablegen alter Glaubenssätze und Begrenzungen. Die Aktivierung der Eigenliebe verstärkt die Kräfte, sich selbst zu heilen.

Selbstheilungskräfte

Selbstheilungskräfte sind die körperlichen Impulse zur Regeneration. Wir können diese auf energetischem Wege, bzw. durch Geistiges Heilen aktivieren, wodurch Körper, Geist und Seele wieder einheitlich als Ganzes gesunden.

Spiritualität

Spiritualität ist eine ganzheitliche Lebensausrichtung, die den gesamten Menschen in Bezug zu seinem Erdenleben und seiner Verbindung zu den kosmischen Gesetzen meint. Dies steht im Gegensatz zum verstandesbetonten, materialistischen Denken und Handeln.

Transformation

Das Wort Transformation heißt in der Übersetzung „durch die Form gehen". Das meint die Umwandlung von dichter Energie in die lichte, göttliche Energie der Einheit, aus der wir wieder neue Formen kreieren können.

Vollkommenheit

Damit ist der Zustand gemeint, in dem alle Seelenanteile transformiert und in die Realität des Alltags integriert sind.

Wahrheit

Es gibt viele Wirklichkeiten, jedoch nur eine Wahrheit: Das ist die Einheit des göttlichen Seins.

Meine Informationsquellen

Mein Buch ist das Ergebnis jahrlanger empirischer Studien und eigener Erfahrungen zum Thema Spiritualität und Geistiges Heilen. Die Hauptelemente meiner Methode habe ich über göttliche Eingebungen empfangen, ausgewertet und ausgearbeitet.

Im Laufe meiner Entwicklung haben mich verschiedene geistige Lehrer inspiriert, was ich als Anregung für meinen eigenen Weg nutzte.

Wichtige Impulse erhielt ich durch

- meine dreijährige Atemausbildung nach Leonard Orr
- die Anwendung der Polarity-Massage
- meine Ausbildung in Voice Dialogue
- meine Erfahrungen in Improvisationstheater
- die Reiki-Meister-Ausbildung
- die Energy-Matery-School von Dr. Robert Jaffe
- meine persönliche Begegnung mit dem spirituellen Lehrer Brian Grattan (Mahatma)
- die Zusammenarbeit mit dem Orthopäden Dr. med. Eichlaub
- die bereichernden Gespräche mit Dr. med. Hans-Peter Greb, bekannt durch die Entdeckung des Vorfußganges GODO als genetische Anlage
- meine Catwalk-Erfahrungen als Mannequin.

Mein Wissen über ISIS basiert teilweise auf persönlichen Eingebungen und teilweise auf den Forschungsergebnissen der Astrologin und Isis-Forscherin Edith Wangemann, die ihr Wissen in Vorträgen und Seminaren weiter gegeben hat sowie meinen inspirierenden Gesprächen mit Caroline Fischborn.

Meine Informationsquellen kommen in erster Linie aus dem Kosmos. Deshalb gibt es für meine Arbeit keine üblichen Literaturquellen.

Weiterführende Informationen

Unter www.geistiges-heilen-lehrbuch.de finden Sie weitere Informationen und Fotogalerien zum Lehrbuch.

Informationen zu meinen Ausbildungen finden Sie auf meinen Webseiten: www.yowea.com.

Wenn Sie Informationen zu den von mir angebotenen Einweihungen wünschen, dann finden Sie diese auch auf den Webseiten www.yowea.com.

Ich würde mich freuen, wenn Ihnen mein Lehrbuch für Geistiges Heilen gefallen hat. Sie können mir gern ein Feedback senden an info@yowea.com.

Herzlichst,

Christiane Maria Völkner